“最强大脑”速记中医课程

“最强大脑”速记方剂学

主　审　李赛美
主　编　林勇凯　张还添
副主编　吴美燕　詹雅薇　李荣蓉
编　委（以姓氏笔画为序）
方剑锋　史俊恒　冯嘉树　刘素敏　麦晓冬
李子晴　李清华　李赛美　吴立群　吴克亮
吴健彬　邹小秋　邹冠华　张巧慧　张嘉璧
陈　旭　陈金沛　陈莉桦　陈逸霖　武夏林
林泽锴　罗俊华　冼丽柠　郑丹如　胡泽吟
郭书铭　黄宇新　傅楚滢　童若一　谢　丹
绘画人员　陈启艳　彭晓成　刁佳宁　许春娇　李青云　李清怡
学术秘书　吴美燕（兼）

SPM南方出版传媒
广东科技出版社｜全国优秀出版社
·广　州·

图书在版编目（CIP）数据

"最强大脑"速记方剂学 / 林勇凯，张还添主编．—广州：广东科技出版社，2019.12 （2024.5 重印）

"最强大脑"速记中医课程

ISBN 978-7-5359-7264-4

Ⅰ．①最… Ⅱ．①林… ②张… Ⅲ．①方剂学基本知识 Ⅳ．①R289

中国版本图书馆CIP数据核字（2019）第207447号

"最强大脑"速记方剂学

"Zuiqiang Danao" Suji Fangjixue

出 版 人：朱文清
责任编辑：马霄行
封面设计：林少娟
责任校对：谭 曦
责任印制：彭海波
出版发行：广东科技出版社
（广州市环市东路水荫路11号 邮政编码：510075）
销售热线：020-37607413
https：//www.gdstp.com.cn
E-mail：gdkjbw@nfcb.com.cn
经 销：广东新华发行集团股份有限公司
绘 图：广州医漫科技有限公司
排 版：友间文化
印 刷：广州市东盛彩印有限公司
（广州市增城区新塘镇太平洋工业区十路2号 邮政编码：510700）
规 格：889mm×1 194mm 1/48 印张5.25 字数140千
版 次：2019年12月第1版
2024年5月第7次印刷
定 价：23.00元

前言

Preface

方剂是治病的药方，方指医方，剂指调剂，是将几种不同药性及功用的药物有目的地搭配使用，一般由君药、臣药、佐药、使药四部分组成。方剂是学习中医必不可少的内容。方剂学则是每一位中医师必须学好的临床专业课，也是其他中医学科的基础课。中医师对方剂的熟悉程度，直接影响其在中医临床工作中的思维和诊疗能力。此外，方剂学也是中医基础理论课与临床各学科的桥梁，具有承上启下的作用。因此，对于每一位学习中医的人来说，方剂学都是必须学好的一门基础专业课，这也是几千年来历代学习中医者苦背方剂的原因。

然而，方剂学涉及组方思路、组成内容、功效方解、使用范围等多方面，如何准确、高效地记忆和掌握方剂学的相关内容，成为万千中医人亟须解决的难题。本书作者团队利用科学记忆法和思维导图两大学习工具，有机融合常用方剂知识点，充分利用口诀记忆法、谐音记忆法、联想记忆法、表格记忆法等，再结合现代漫画元素加深图像记忆，利用思维导图按功效分类梳理各方，通过编写一本集科学性、趣味性、条理性于一身的方剂学趣味速记手册，旨在解决方剂学知识点繁杂难记的问题，满足广大中医学习者的迫切之需。

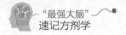

在本书的编写过程中，广州中医药大学中医经典临床研究所所长李赛美教授全程跟进并严格把关，保证了编写质量。同时，广州中医药大学中医经典临床研究所及所有参编人员给予了大力支持，在此一并致以崇高的谢意！书中难免有不足或错漏之处，恳请广大读者指正并提出宝贵意见，以便后期进一步改进。

编者

2019年4月于广州

导读

本书采用思维导图、表格图像形式，将《方剂学》按章节进行归纳总结，将冗长的文字内容精简提炼，使得思路清晰、重点突出。同时，表格中涵盖的方剂组成及功用，正是方剂记忆的重中之重。本书作者团队采用世界记忆大师常用的连锁法、故事法、地点定位法三大记忆法，将每一首方所涉及的药物、功用以几句话的形式进行概括，再提炼出该句话的核心要素进行图像化，既幽默风趣，又简便易懂，利于学习者迅速捕捉记忆画面，形成长久记忆。

“一书在手，方剂不愁。”用好本书需掌握好“三步走”！

第一步，速览全表。全表共分为6个组成部分：组成、功用、主治、方歌、趣记、注解。若读者喜欢背诵传统方歌，本书表格中也提供了朗朗上口的传统方歌供选择。若读者喜欢趣记巧记，则可进入下一步。

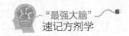

第二步，趣记。趣记板块的内容包含方剂名称、方剂组成、方剂功用三方面知识，并将其联想为一幅画面，且画中有金句，金句是由该方药物的谐音幻化而成，具体的幻化指标已在注解中一一详尽列出，故口诀、谐音、联想、表格四大记忆手段融会贯通，多靶点、全方位地满足了不同读者的记忆需求。

第三步，看图。表格下面紧跟着漫画图，幽默风趣的漫画图将表格中的文字升华，读者可以在脑海中像"过电影"一样将前文看到的文字联想起来并在脑海里形成图像，图文结合，加深记忆。

目录

Contents

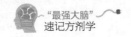

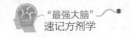

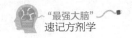

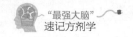

第一章 解表剂

- 解表剂
  - 辛温解表剂
    - 麻黄汤
    - 大青龙汤
    - 桂枝汤
    - 九味羌活汤
    - 小青龙汤
    - 止嗽散
  - 辛凉解表剂
    - 银翘散
    - 桑菊饮
    - 麻黄杏仁甘草石膏汤
    - 柴葛解肌汤
    - 升麻葛根汤
  - 扶正解表剂
    - 败毒散
    - 参苏饮
    - 再造散
    - 麻黄细辛附子汤
    - 加减葳蕤汤
    - 葱白七味饮

第一节 辛温解表剂

麻黄汤

组成	麻黄、杏仁各9g，桂枝6g，炙甘草3g
功用	发汗解表，宣肺平喘
主治	外感风寒表实证
方歌	麻黄汤中用桂枝，杏仁甘草四般施； 发热恶寒头项痛，喘而无汗服之宜
趣记	老干妈手拿麻黄线缝补衣衫，我走过去问她："干妈贵姓？"她累得汗流浃背，不得不深深喘息以宣发肺中的气息
注解	麻黄线——麻黄汤 干妈贵姓——甘草、麻黄、桂枝、杏仁 汗流浃背——发汗解表 喘息、宣发肺中的气息——宣肺平喘

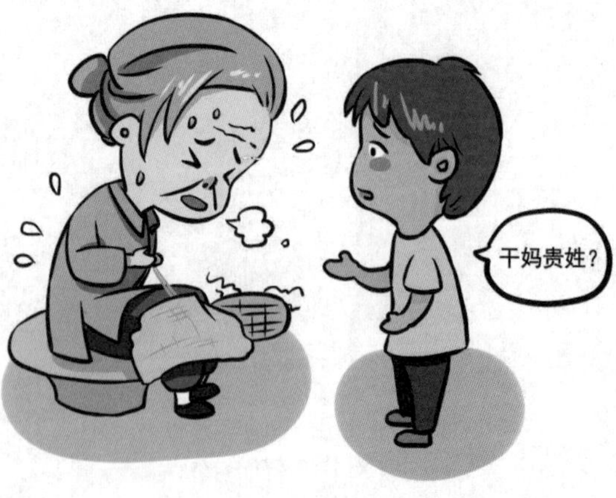

大青龙汤

组成	麻黄12g，桂枝、炙甘草、杏仁、大枣各6g，石膏18g，生姜9g
功用	发汗解表，兼清里热
主治	外感风寒，内有郁热证；溢饮
方歌	大青龙汤桂麻黄，杏草石膏姜枣藏； 太阳无汗兼烦躁，散寒清热此方良
趣记	大青龙问老干妈："干妈贵姓？"老干妈不理睬它，继续搞姜枣，累得汗流浃背，于是喝冷饮来清身体里的热气
注解	大青龙——大青龙汤 干妈贵姓——甘草、麻黄、桂枝、杏仁 搞姜枣——石膏、生姜、大枣 汗流浃背——发汗解表 清身体里的热气——兼清里热

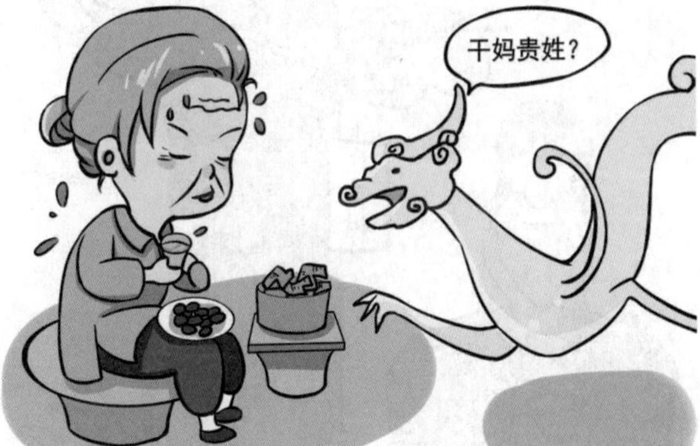

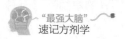

桂枝汤

组成	桂枝、芍药、生姜各9g，炙甘草、大枣各6g
功用	解肌发表，调和营卫
主治	外感风寒表虚证
方歌	桂枝汤治太阳风，桂芍甘草姜枣同； 解肌发表调营卫，汗出恶风此方功
趣记	她在桂花树下用勺子爆炒姜枣，并解开鸡精袋子，用鸡精调和味道
注解	桂花树下——桂枝汤——桂枝 勺子——芍药 炒姜枣——炙甘草、生姜、大枣 解开、鸡精、调和味道——解肌发表，调和营卫

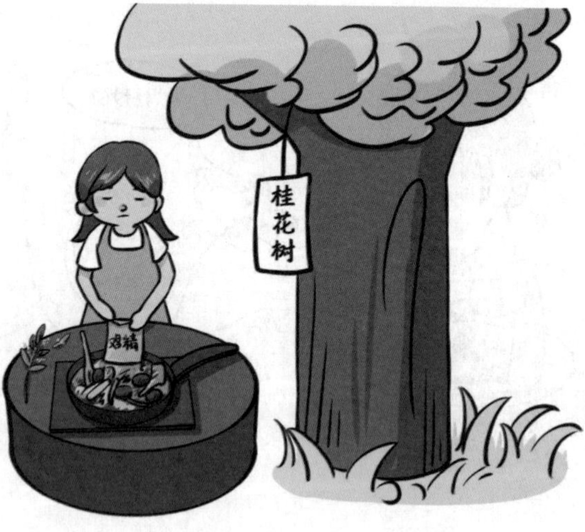

九味羌活汤

组成	羌活、防风、苍术各9g，黄芩、甘草、川芎、香白芷、生地黄各6g，细辛3g
功用	发汗祛湿，兼清里热
主治	外感风寒湿邪，内有蕴热证
方歌	九味羌活用防风，细辛苍芷与川芎； 黄芩生地同甘草，三阳解表宜变通
趣记	兄弟俩喝完九种味道的汤就去辛勤干活，天苍苍，野茫茫，风吹不止，汗水沾湿了衣裳，喝杯冷饮可以清一清身体里的热气
注解	兄弟俩、辛勤干活——川芎、生地黄、细辛、黄芩、甘草、羌活 九种味道的汤——九味羌活汤 天苍苍、风吹不止——苍术、防风、白芷 汗水沾湿了衣裳——发汗祛湿 清身体里的热气——兼清里热

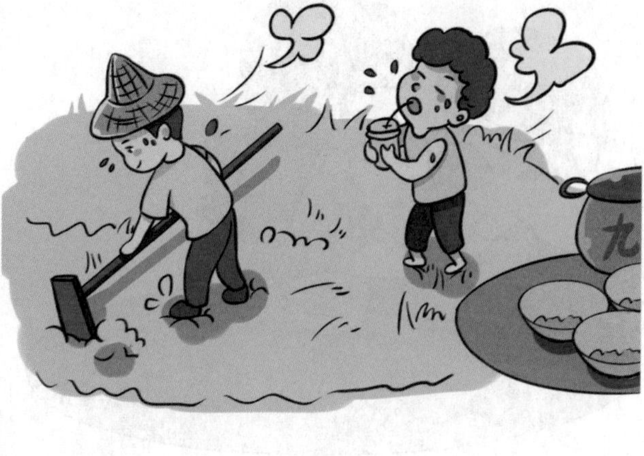

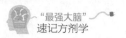

小青龙汤

组成	麻黄、芍药、桂枝、五味子、半夏各9g，干姜、炙甘草各6g，细辛3g
功用	解表散寒，温肺化饮
主治	外寒内饮证
方歌	小青龙汤治水气，喘咳呕哕渴利慰； 姜桂麻黄芍药甘，细辛半夏兼五味
趣记	青龙小时候不舒服，在半夏时节，干妈细心喂他一勺杨枝甘露，温暖他的心肺，倾听他的话音，帮他解开衣服，散出寒气
注解	青龙小时候——小青龙汤 半夏时节，干妈细心喂——半夏、干姜、麻黄、细辛、五味子 一勺杨枝甘露——芍药、桂枝、炙甘草 温暖、心肺、话音——温肺化饮 解开衣服，散出寒气——解表散寒

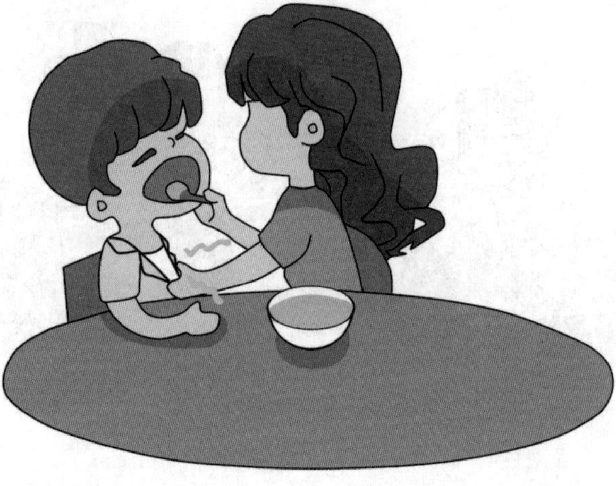

止嗽散

组成	桔梗、荆芥、紫菀、百部、白前各12g，甘草4g，陈皮6g
功用	宣利肺气，疏风止咳
主治	风邪犯肺之咳嗽证
方歌	止嗽散用百部菀，白前桔草荆陈研； 宣肺疏风止咳痰，姜汤调服不必煎
趣记	为了停止咳嗽，白天，需要走百步和吃草梗，晚上，就要保持警戒，防止皮肤受凉，防止废气和风引起咳嗽
注解	停止咳嗽——止嗽散 白天、晚上——白前、紫菀 走百步和吃草梗——百部、甘草、桔梗 保持警戒，防止皮肤受凉——荆芥、陈皮 防止废气和风引起咳嗽——宣利肺气，疏风止咳

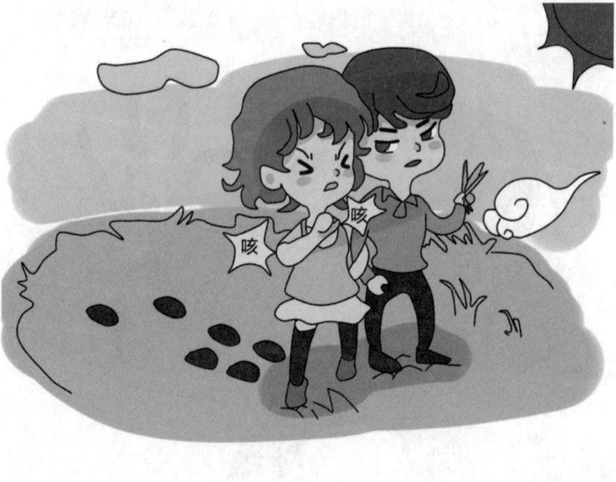

第二节 辛凉解表剂

银翘散

组成	连翘、金银花各30g，薄荷、桔梗、牛蒡子、芦根各18g，淡豆豉、甘草各15g，竹叶、荆芥穗各12g
功用	辛凉透表，清热解毒
主治	温病初起
方歌	银翘散主上焦疴，竹叶荆蒡豉薄荷； 甘桔芦根凉解法，风温初感此方宜； 咳加杏贝渴花粉，热甚栀芩次第施
趣记	在银桥上，河牛吃草时需警戒，不能连竹根和竹梗都吃，尽管这些辛凉之品可以清热解毒
注解	在银桥上——银翘散——金银花、连翘 河牛吃草——薄荷、牛蒡子、淡豆豉、甘草 警戒——荆芥穗 竹根和竹梗——竹叶、芦根、桔梗 辛凉之品可以清热解毒——辛凉解表，清热解毒

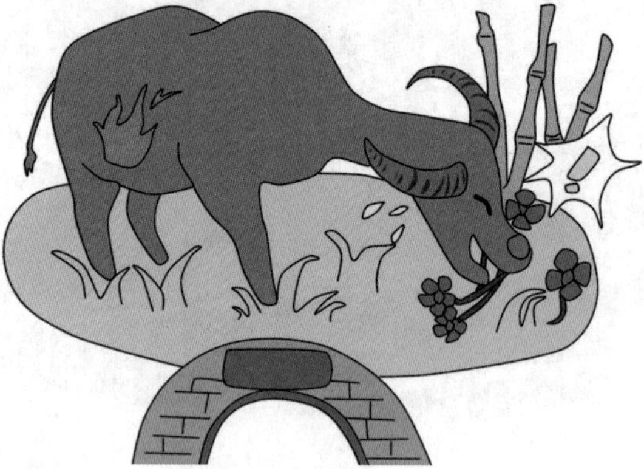

桑菊饮

组成	桑叶7.5g，芦根、杏仁、桔梗各6g，菊花3g，连翘5g，薄荷、甘草各2.5g
功用	疏风清热，宣肺止咳
主治	风温初起，邪客肺络证
方歌	桑菊饮中桔梗翘，杏仁甘草薄荷饶； 芦根为引轻清剂，热盛阳明入母膏
趣记	桑树下盛开着菊花，杏树结了果，芦苇生了根，用镰刀拨荷割草时，一阵疏风吹走了热气，此地适合宣肺唠嗑
注解	桑树下盛开着菊花——桑菊饮——桑叶、菊花 杏树结了果——杏仁、桔梗 芦苇生了根——芦根 镰刀拨荷割草——连翘、薄荷、甘草 疏风吹走了热气——疏风清热 宣肺唠嗑——宣肺止咳

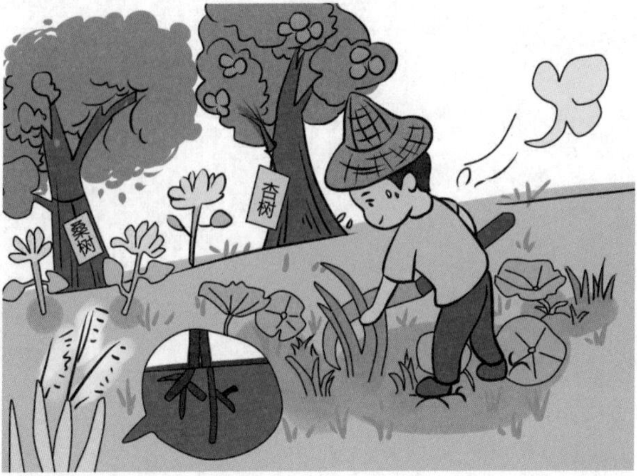

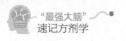

麻黄杏仁甘草石膏汤

组成	麻黄、杏仁各9g，炙甘草6g，石膏18g
功用	辛凉解表，清肺平喘
主治	外感风邪，邪热壅肺证
方歌	仲景麻杏甘石汤，辛凉宣肺清热良； 邪热壅肺咳喘急，有汗无汗均可尝
趣记	方剂名即包含了所用药物

柴葛解肌汤

组成	柴胡、黄芩、芍药各6g，葛根9g，甘草、石膏、羌活、白芷、桔梗各3g，生姜3片，大枣2枚
功用	解肌清热
主治	外感风寒，郁而化热证
方歌	陶氏柴葛解肌汤，邪在三阳热势张； 芩芍桔草姜枣芷，羌膏解表清热良
趣记	劫匪头目亲自抢烧街市过程中，被柴割伤，他立刻炒姜枣来解肌清热
注解	亲自抢烧街市——黄芩、白芷、羌活、芍药、桔梗、石膏 被柴割伤——柴葛解肌汤——柴胡、葛根 炒姜枣——甘草、生姜、大枣 解肌清热——解肌清热

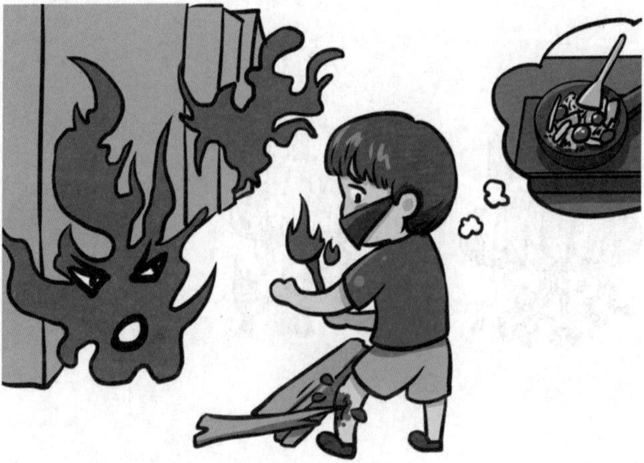

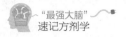

升麻葛根汤

组成	升麻、白芍、炙甘草各6g，葛根9g
功用	解肌透疹
主治	麻疹初起
方歌	局方升麻葛根汤，芍药甘草合成方； 麻疹初起出不透，解肌透疹此方良
趣记	草生根了就要烧草，只有破解了机理，才能透发出真根
注解	生根——升麻葛根汤——升麻、葛根 烧草——白芍、炙甘草 破解了机理——解肌 透发出真根——透疹

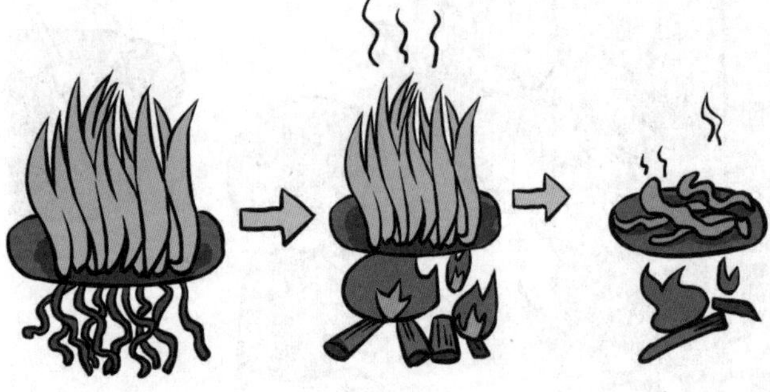

第三节 扶正解表剂

败毒散

组成	柴胡、前胡、川芎、枳壳、羌活、独活、茯苓、桔梗、人参各6g，甘草3g
功用	散寒祛湿，益气解表
主治	气虚外感风寒湿证
方歌	人参败毒茯苓草，枳桔柴前羌独芎； 薄荷少许姜三片，时行感冒有奇功
趣记	为了不战败，两只活熊身伏草梗，潜虎只能用柴火，一气之下解开了表皮，祛散一身寒湿
注解	战败——败毒散 两只活熊——羌活、独活、川芎 身伏草梗——人参、茯苓、甘草、桔梗 潜虎——前胡 只能用柴火——枳壳、柴胡 一气之下解开了表皮，祛散一身寒湿——益气解表，散寒祛湿

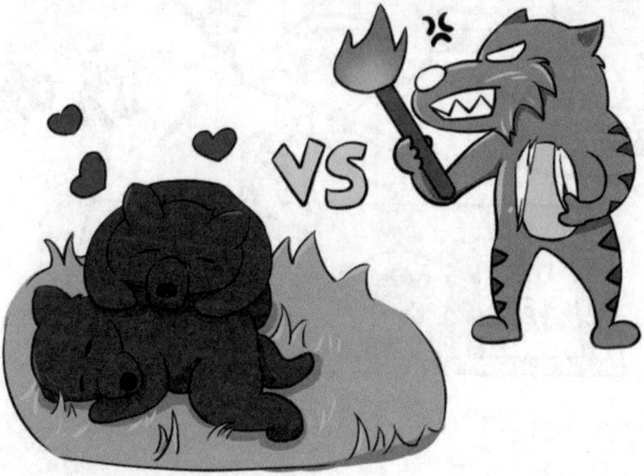

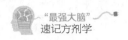

参苏饮

组成	人参、紫苏叶、干葛根、半夏、前胡、茯苓各9g，枳壳、桔梗、木香、陈皮、甘草各6g，生姜7片，大枣1枚
功用	益气解表，理气化痰
主治	气虚外感风寒，内有痰湿证
方歌	参苏饮内用陈皮，枳壳前胡半夏齐； 干葛木香甘桔茯，内伤外感此方宜
趣记	二陈神速抵押木香借钱，买姜枣治疗干咳。吃了姜枣后，二陈才有力气解开表层外衣
注解	神速——参苏饮——人参、紫苏 二陈——二陈汤——陈皮、半夏、茯苓、甘草 借钱——桔梗、前胡 干咳——干葛根、枳壳 有力气解开表层外衣——益气解表，理气化痰

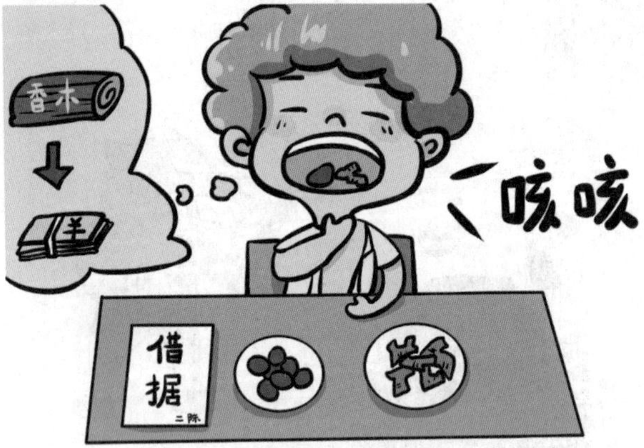

再造散

组成	黄芪6g，川芎、人参 、桂枝、煨生姜、熟附子、羌活、防风各3g，细辛2g，甘草1.5g，大枣2枚
功用	助阳益气，解表散寒
主治	阳气虚弱，外感风寒表证
方歌	再造散用参芪甘，桂附羌防芎芍参； 细辛加枣煨姜煎，阳虚无汗法当谙
趣记	由于生姜和甘草价格昂贵，贵族再次造反，欺负穷人抢新房；这种打劫寒舍、助纣为虐的行为真气人
注解	生姜和甘草价格昂贵——煨生姜、甘草、桂枝 再次造反——再造散 欺负穷人抢新房——黄芪、附子、川芎、人参、羌活、细辛、防风 打劫寒舍——解表散寒 助纣为虐——助阳 气人——益气

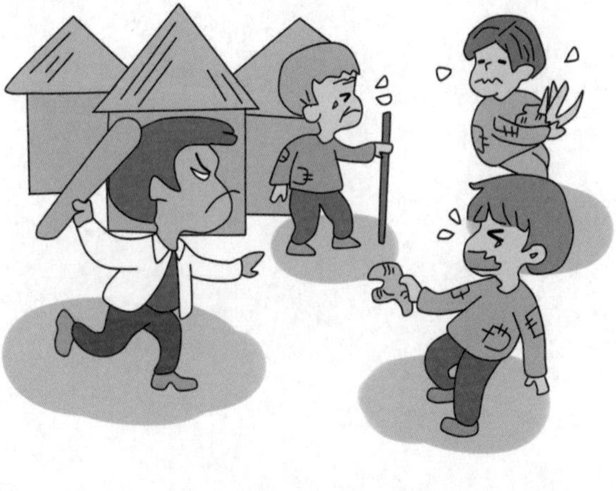

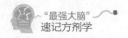

麻黄细辛附子汤

组成	麻黄6g，炮附子9g，细辛3g
功用	助阳解表
主治	素体阳虚，外感风寒表证
方歌	麻黄细辛附子汤，发表温经两法彰； 若非表里相兼治，少阴反热曷能康
趣记	方剂名即包含了所用药物

加减葳蕤汤

组成	葳蕤9g，葱白6g，桔梗、薄荷各4.5g，白薇3g，淡豆豉12g，炙甘草1.5g，大枣2枚
功用	滋阴解表
主治	阴虚外感风热证
方歌	加减葳蕤用白薇，豆豉生葱桔梗随； 草枣薄荷共八味，滋阴发汗此方魁
趣记	“喂，为何豆姐吃葱枣草？”“吃了可以滋养阴液，才容易解开外表的衣衫。”
注解	喂——加减葳蕤汤——葳蕤 为何豆姐吃葱枣草——白薇、薄荷、淡豆豉、桔梗、葱白、大枣、甘草 滋养阴液——滋阴 解开外表的衣衫——解表

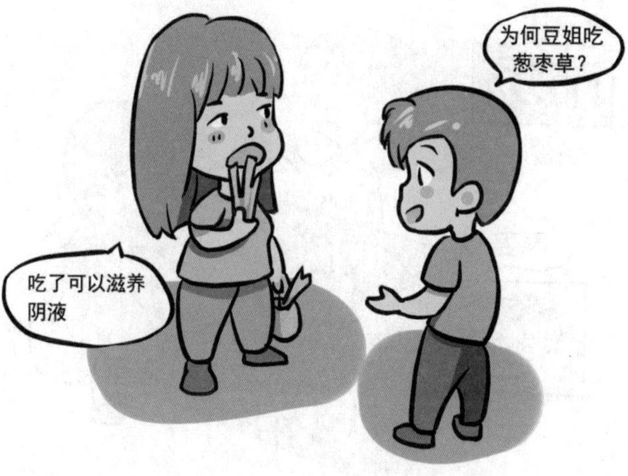

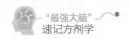

葱白七味饮

组成	葱白、葛根、麦冬、干地黄各9g，淡豆豉、生姜各6g
功用	养血解表
主治	血虚外感风寒证
方歌	葱白七味外台方，新豉葛根与生姜； 麦冬生地千扬水，血虚外感最相当
趣记	葱有七种味道，哥哥卖地黄，却只吃葱姜，这是为了省下血汗钱，解决养活表弟的难题
注解	葱有七种味道——葱白七味饮 哥卖地黄——葛根、麦冬、干地黄 吃葱姜——淡豆豉、葱白、生姜 省下血汗钱——养血 解决养活表弟的难题——解表

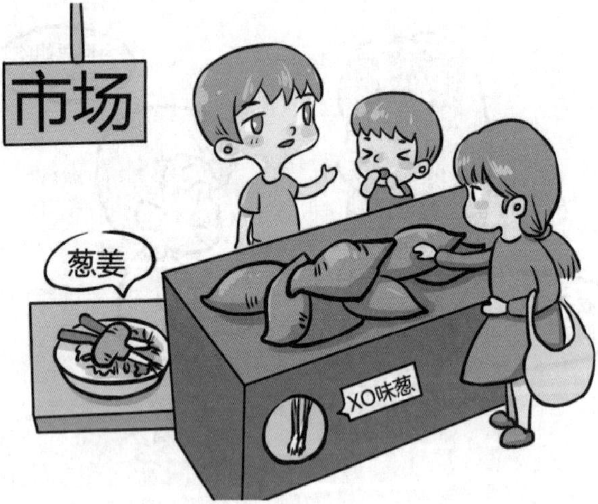

第二章

泻下剂

- 泻下剂
  - 寒下剂
    - 大承气汤
    - 大陷胸汤
    - 大黄牡丹汤
  - 温下剂
    - 大黄附子汤
    - 温脾汤
    - 三物备急丸
  - 润下剂
    - 麻子仁丸
    - 五仁丸
    - 济川煎
  - 逐水剂
    - 十枣汤
    - 禹功散
  - 攻补兼施剂
    - 黄龙汤
    - 增液承气汤

第一节 寒下剂

大承气汤

组成	大黄、枳实各12g，厚朴24g，芒硝9g
功用	峻下热结
主治	阳明腑实证，热结旁流证，里实热证而见热厥、痉病、发狂者
方歌	大承气汤用芒硝，大黄枳实厚朴饶； 去硝名曰小承气，调胃承气硝黄草
趣记	小黄人朴实，当下便热情地结拜为兄弟，长大了能成大器
注解	小黄人——芒硝、大黄 朴实——厚朴、枳实 当下便热情地结拜——峻下热结 成大器——大承气汤

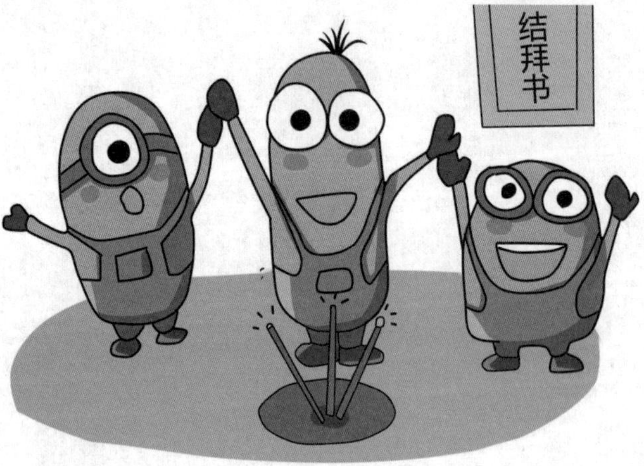

大陷胸汤

组成	大黄、芒硝各10g，甘遂1g
功用	泻热逐水
主治	大结胸证
方歌	大陷胸汤用硝黄，甘遂一克效力强； 擅疗热实结胸证，泻热逐水效专长
趣记	为了避开大的很凶险的陷阱，大黄狗忙跟随，它追逐着水花，疏泻了一身的热气
注解	大的很凶险的陷阱——大陷胸汤 大黄狗忙跟随——大黄、芒硝、甘遂 追逐着水花，疏泻、热气——泻热逐水

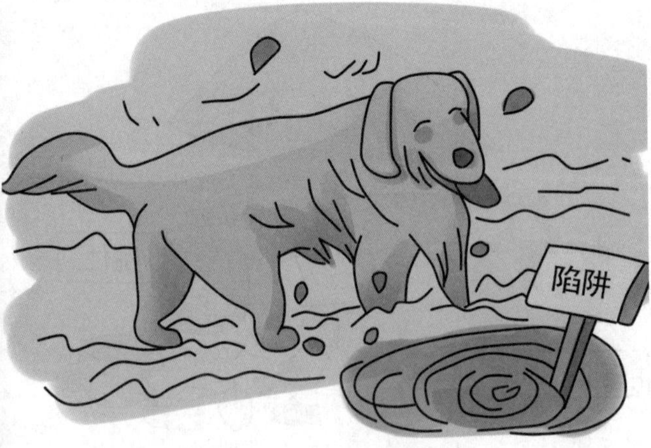

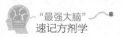

大黄牡丹汤

组成	大黄12g，牡丹皮3g，桃仁、芒硝各9g，冬瓜子30g
功用	泻热破瘀，散结消肿
主治	肠痈初起，湿热瘀滞证
方歌	金匮大黄牡丹汤，桃仁瓜子芒硝襄； 肠痈初起腹按痛，苔黄脉数服之康
趣记	大黄忙着担冬瓜桃仁，歇息时打破了痰盂，身上立刻肿了，需要赶紧消散
注解	大黄忙着担——大黄牡丹汤——大黄、芒硝、牡丹皮 冬瓜桃仁——冬瓜子、桃仁 歇息、打破、痰盂——泻热破瘀 肿了、消散——散结消肿

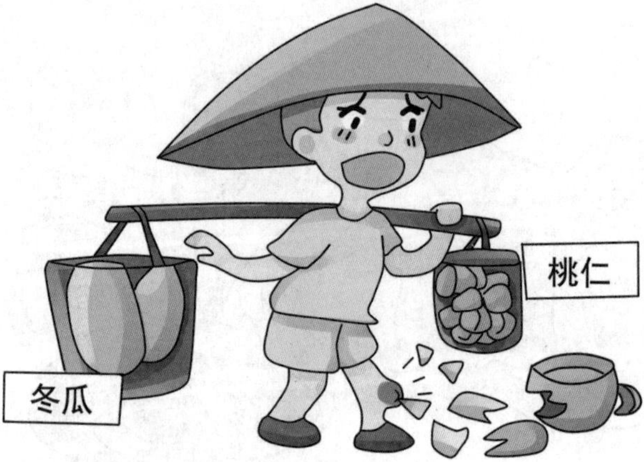

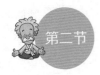

第二节　温下剂

大黄附子汤

组成	大黄9g，炮附子12g，细辛3g
功用	温里散寒，通便止痛
主治	寒积里实证
方歌	大黄附子金匮方，散寒通便止痛良； 细辛三味同煎服，功专温下妙非常
趣记	大夫细心温散了寒气，大便通畅了，痛也止住了
注解	大夫——大黄附子汤——大黄、炮附子 细心——细辛 温散寒气——温里散寒 大便通畅了，痛也止住了——通便止痛

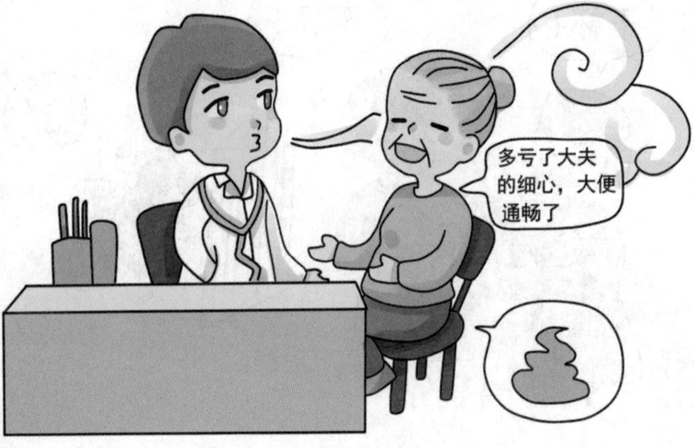

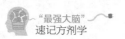

温脾汤

组成	当归、干姜各9g，附子、人参、芒硝、甘草各6g，大黄15g
功用	攻下冷积，温补脾阳
主治	阳虚冷积证
方歌	温脾参附与干姜，甘草当归硝大黄； 寒热并用治寒积，脐腹绞结痛非常
趣记	为了温暖脾胃，姜大人父子干杯，喝完就忙着归家吃冷冻的冰激凌了
注解	温暖脾胃——温脾汤——温补脾阳 姜大人父子干杯——干姜、大黄、人参、附子、甘草 忙着归家——芒硝、当归 吃冷冻的冰激凌——攻下冷积

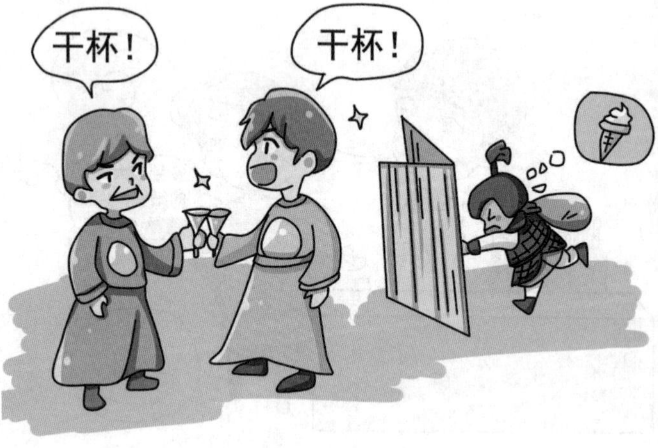

三物备急丸

组成	大黄、干姜、巴豆各30g
功用	攻下寒积
主治	寒实腹痛
方歌	三物备急巴豆研，干姜大黄不需煎； 卒然腹痛因寒积，速投此方急救先
趣记	雾散了先别急，一会儿再大干一场吧，先吃下冰激凌
注解	雾散了先别急——三物备急方 大干一场吧——大黄、干姜、巴豆 吃下冰激凌——攻下寒积

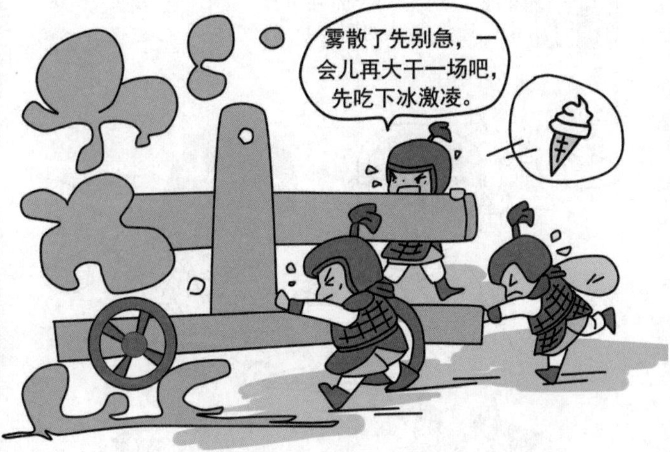

第三节 润下剂

麻子仁丸

组成	麻子仁20g，芍药、枳实、厚朴各9g，大黄12g，杏仁10g
功用	润肠泄热，行气通便
主治	脾约证
方歌	麻子仁丸小承气，杏芍麻仁治便秘； 胃热津亏解便难，润肠通便脾约济
趣记	脸上长麻子的两人稍稍有点小生气，因为她们想润肠通便
注解	脸上长麻子——麻子仁丸 两人——麻子仁、杏仁 稍稍——芍药 小生气——小承气汤（大黄、厚朴、枳实） 润肠通便——润肠泄热，行气通便

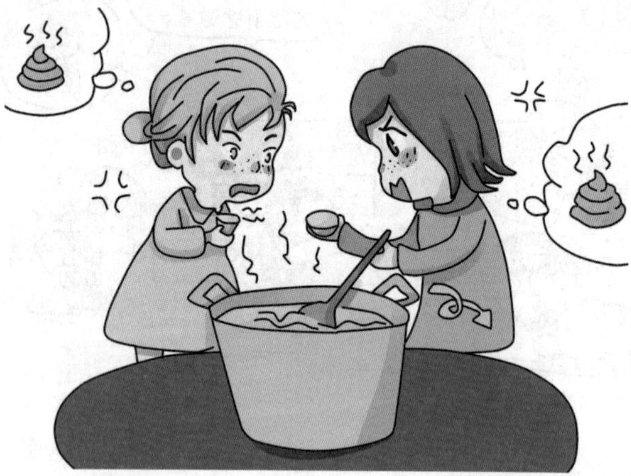

五仁丸

组成	桃仁、杏仁、陈皮各15g，松子仁9g，柏子仁、郁李仁各5g
功用	润肠通便
主治	津枯便秘
方歌	五仁柏子杏仁桃，松子陈皮郁李饶； 炼蜜为丸米饮下，润肠通便效力高
趣记	五个人送薄礼——陈杏桃，用它来润肠通便
注解	五个人——五仁丸 送薄礼——松子仁、柏子仁、郁李仁 陈杏桃——陈皮、杏仁、桃仁 用它来润肠通便——润肠通便

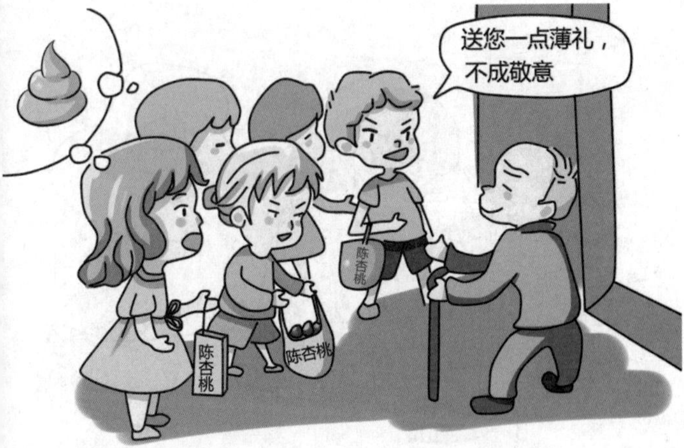

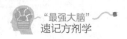

济川煎

组成	当归9～15g，牛膝6g，肉苁蓉6～9g，泽泻4.5g，升麻1.5～3g，枳壳3g
功用	温肾益精，润肠通便
主治	肾虚便秘
方歌	济川归膝肉苁蓉，泽泻升麻枳壳从； 肾虚津亏肠中燥，寓通于补法堪宗
趣记	从济川卸下来的牛肉归麻子，因为她需要牛肉温补肾精、润肠通便
注解	济川——济川煎（济川一条河流的名字） 卸下来的牛肉——泽泻、牛膝、肉苁蓉 归麻子——当归、升麻、枳壳 温补肾精、润肠通便——温肾益精，润肠通便

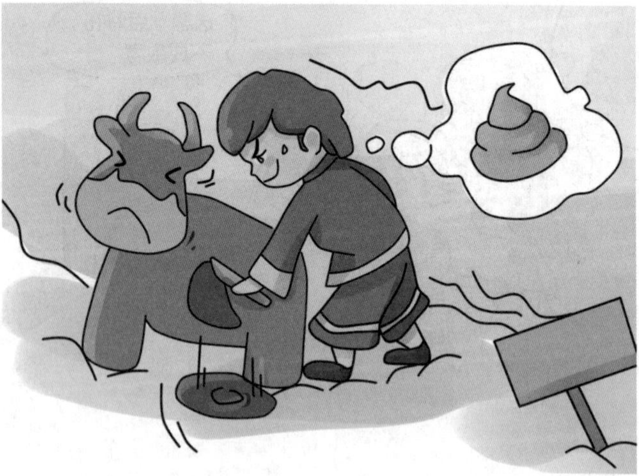

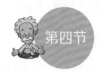

第四节 逐水剂

十枣汤

组成	芫花、甘遂、大戟各等分，大枣10枚
功用	攻逐水饮
主治	悬饮，水肿
方歌	十枣逐水效堪夸，大戟甘遂与芫花； 悬饮内停胸胁痛，大腹肿满用无差
趣记	她在窗上挂了十个大枣，以祈求早日遂愿大吉，将水人驱逐走
注解	十个大枣——十枣汤 早日遂愿大吉——甘遂、芫花、大枣、大戟 将水人驱逐走——攻逐水饮

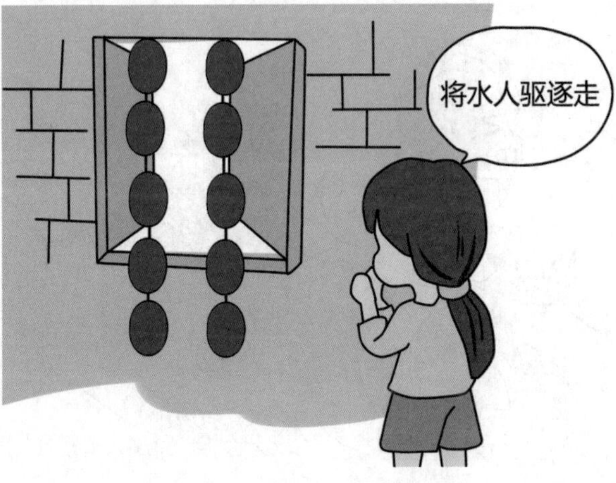

禹功散

组成	黑牵牛子12g，小茴香3g
功用	逐水通便，行气消肿
主治	阳水
方歌	儒门事亲禹功散，牵牛茴香一同研； 行气逐水又通便，姜汁调下阳水痊
趣记	愚公牵牛回乡，一路上逐水走便捷的小路，行走得脚都肿了
注解	愚公——禹功散 牵牛回乡——黑牵牛子、小茴香 逐水走便捷的小路——逐水通便 行走得脚都肿了——行气消肿

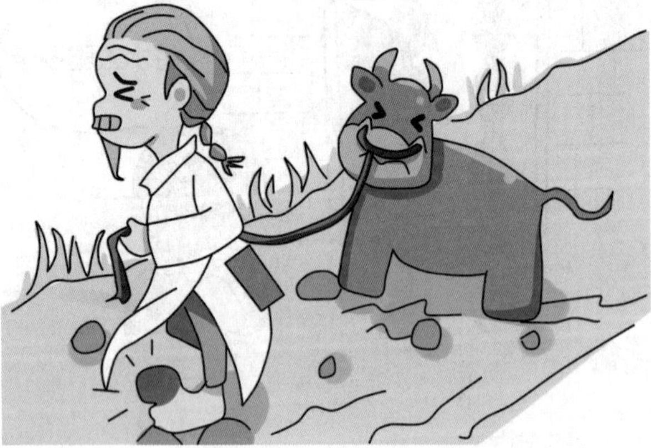

第五节　攻补兼施剂

黄龙汤

组成	大黄、枳实、厚朴、人参各9g，芒硝、当归各6g，甘草3g，大枣2枚，生姜3片，桔梗1撮
功用	泻下热结，益气养血
主治	阳明腑实，气血不足证
方歌	黄龙汤枳朴硝黄，参归甘桔枣生姜； 阳明腑实气血弱，攻补兼施效力强
趣记	黄色的龙很凶，但小黄人很朴实，一大早就将结队归草乡，三人写下结拜书，为了义气，决定抛头颅洒热血
注解	黄色的龙——黄龙汤 小黄人朴实——芒硝、大黄、人参、厚朴、枳实 一大早就将结队归草乡——大枣、生姜、桔梗、当归、甘草 写下结拜书——泻下热结 为了义气，决定抛头颅洒热血——益气养血

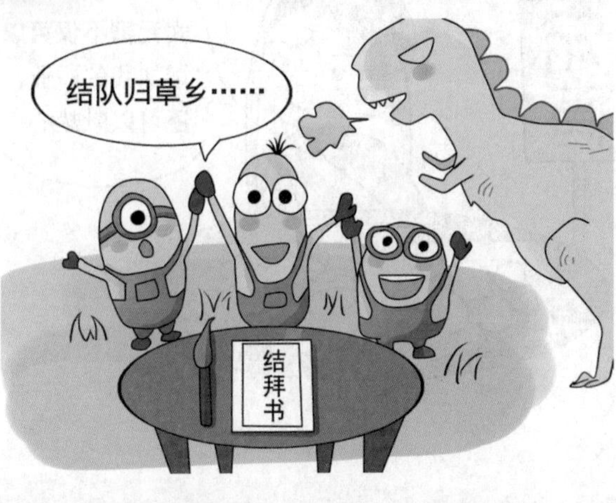

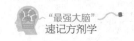

增液承气汤

组成	玄参30g，麦冬、细生地黄各24g，大黄9g，芒硝5g
功用	滋阴增液，泻热通便
主治	阳明热结阴亏证
方歌	增液承气用黄硝，玄参麦地五药挑； 热结阴亏大便秘，增水行舟此方宜
趣记	皇帝卖元宵，是因为他想增加一个职业，顺便献热心
注解	皇帝卖元宵——大黄、细生地黄、麦冬、玄参（别名元参）、芒硝 增加、职业——增液承气汤——滋阴增液 顺便献热心——泻热通便

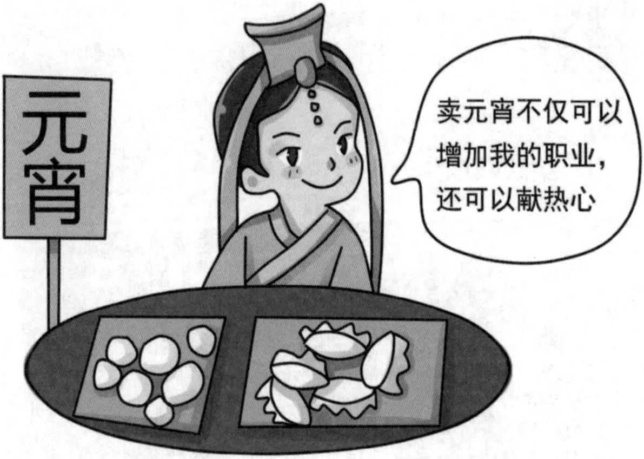

第三章

和解剂

- 和解剂
  - 和解少阳剂
    - 小柴胡汤
    - 蒿芩清胆汤
    - 截疟七宝饮
  - 调和肝脾剂
    - 四逆散
    - 逍遥散
    - 痛泻要方
  - 调和寒热剂——半夏泻心汤

第一节 和解少阳剂

小柴胡汤

组成	柴胡24g，黄芩、人参、炙甘草、半夏、生姜各9g，大枣4枚
功用	和解少阳
主治	伤寒少阳证；妇人中风，热入血室；疟疾、黄疸等病而见少阳证者
方歌	小柴胡汤和解供，半夏人参甘草从； 更用黄芩加姜枣，少阳百病此为宗
趣记	姜草人在半夏之时找茶壶和琴，只是想拿它们与小太阳和解
注解	姜草人在半夏——生姜、炙甘草、人参、半夏 找茶壶和琴——小柴胡汤——大枣、柴胡、黄芩 与小太阳和解——和解少阳

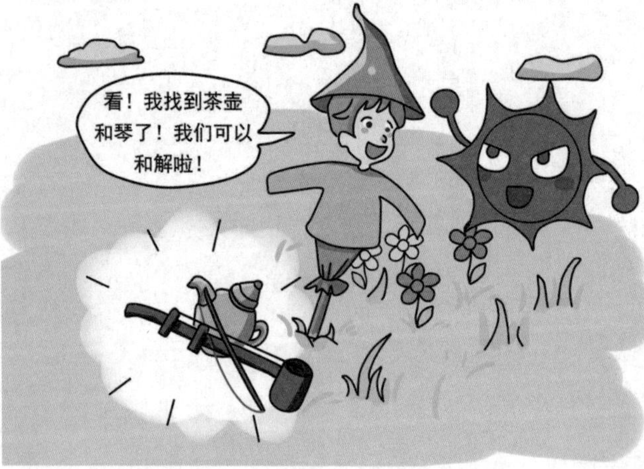

蒿芩清胆汤

组成	青蒿脑4.5～6g，陈皮、仙半夏、枳壳各4.5g，淡竹茹、赤茯苓、碧玉散（滑石、甘草、青黛）各9g，青子芩4.5～9g
功用	清胆利湿，和胃化痰
主治	少阳湿热痰浊证
方歌	俞氏蒿芩清胆汤，陈皮半夏竹茹襄； 赤苓枳壳兼碧玉，湿热轻宣此方良
趣记	二陈一边听着好的琴声，一边只画秦代竹茹青蒿、清代历史和花坛
注解	二陈——二陈汤（陈皮、半夏、茯苓、甘草） 好的琴声——蒿芩清胆汤 只画秦代竹茹青蒿——枳壳、滑石、青子芩、青黛、竹茹、青蒿脑 清代历史和花坛——清胆利湿，和胃化痰

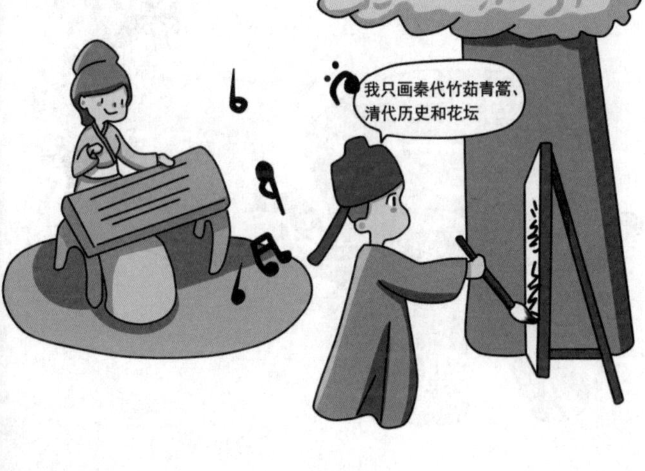

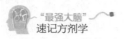

截疟七宝饮

组成	常山、陈皮、青皮、槟榔、草果、炙甘草、厚朴各6g
功用	燥湿祛痰，理气截疟
主治	痰湿疟疾
方歌	截疟七宝草果仁，常山槟朴草青陈； 疟发频频邪气盛，劫痰燥湿此方珍
趣记	为了阻截疟疾，驱走蚊子，需要常炙草果、厚槟榔、青皮及橙皮
注解	阻截疟疾——截疟七宝饮——理气截疟 驱走蚊子——燥湿祛痰 常炙草果、厚槟榔——常山、炙甘草、草果、厚朴、槟榔 青皮及橙皮——青皮、陈皮

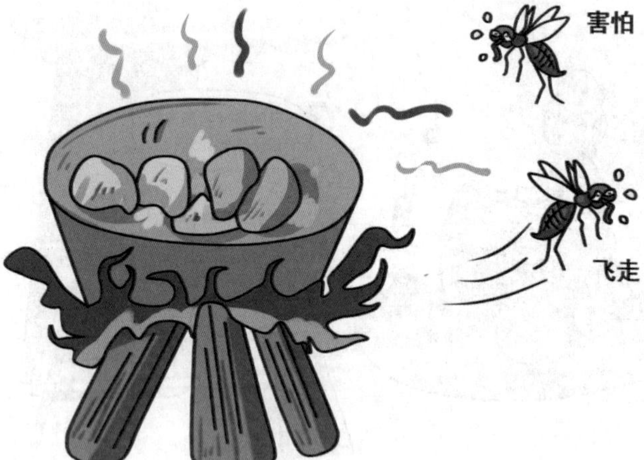

第二节 调和肝脾剂

四逆散

组成	炙甘草、枳实、柴胡、芍药各6g
功用	透邪解郁，疏肝理脾
主治	阳郁厥逆证，肝脾不和证
方歌	四逆散里用柴胡，芍药枳实甘草须； 此是阳郁成厥逆，疏肝理脾奏效奇
趣记	四个泥人只烧干柴，他们将柴晒干理平，偷偷携带解运回家
注解	四个泥人——四逆散 只烧干柴——枳实、芍药、炙甘草、柴胡 晒干理平——疏肝理脾 偷偷携带解运——透邪解郁

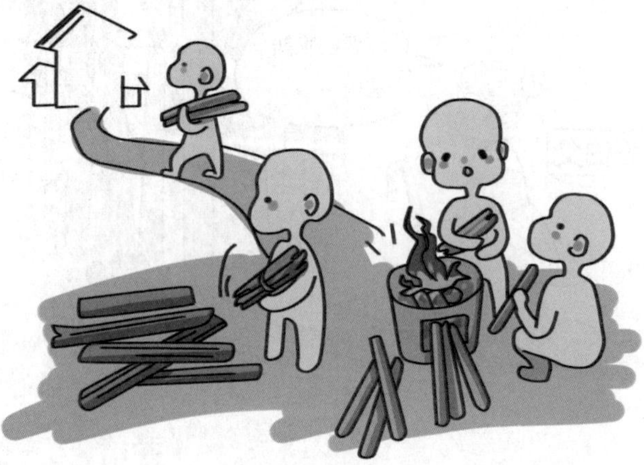

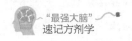

逍遥散

组成	炙甘草4.5g，当归、茯苓、白芍、白术、柴胡各9g，生姜3片，薄荷6g
功用	疏肝解郁，养血健脾
主治	肝郁血虚脾弱证
方歌	逍遥散用归芍柴，苓术甘草姜薄偕； 疏肝养血兼理脾，丹栀加入热能排
趣记	为了逍遥自在，姜伯父要归隐柴草中，以疏解忧郁、养血健脾
注解	逍遥自在——逍遥散 姜伯父——生姜、薄荷、茯苓 要归隐柴草中——白芍（芍药）、当归、柴胡、炙甘草、白术 疏解忧郁——疏肝解郁 养血健脾——养血健脾

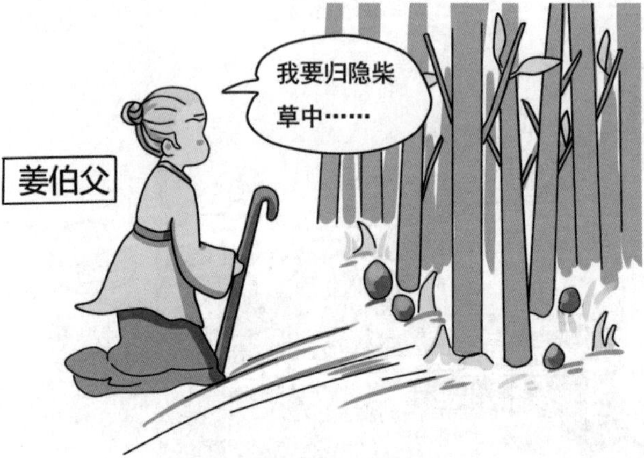

痛泻要方

组成	炒白术9g，炒白芍6g，炒陈皮4.5g，防风3g
功用	补脾柔肝，祛湿止泻
主治	脾虚肝郁之痛泻
方歌	痛泻要方用陈皮，术芍防风共成剂； 肠鸣泄泻又腹痛，治在抑肝与扶脾
趣记	诚心出租药房，累得肝区都痛出了一身冷汗，所以用手揉肝，揉着揉着身上的湿邪就被驱走了
注解	药房——痛泻要方 诚心出租药房——炒陈皮、炒白术、炒白芍（芍药）、防风 以手揉肝、湿邪就被驱走了——补脾柔肝，祛湿止泻

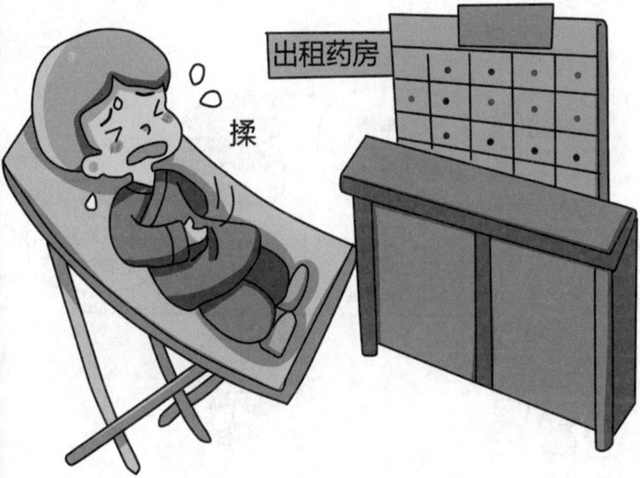

第三节 调和寒热剂

半夏泻心汤

组成	半夏12g，黄芩、干姜、人参、炙甘草各9g，黄连3g，大枣4枚
功用	寒热平调，散结除痞
主治	寒热互结之痞证
方歌	半夏泻心黄连芩，干姜甘草与人参； 大枣和之治虚痞，法在降阳而和阴
趣记	半瞎的干将申请练早操，可是他体质不耐寒热，又有洁癖
注解	半瞎——半夏泻心汤 干将申请练早操——干姜、人参、黄芩、黄连、大枣、炙甘草 寒热、洁癖——寒热平调，散结除痞

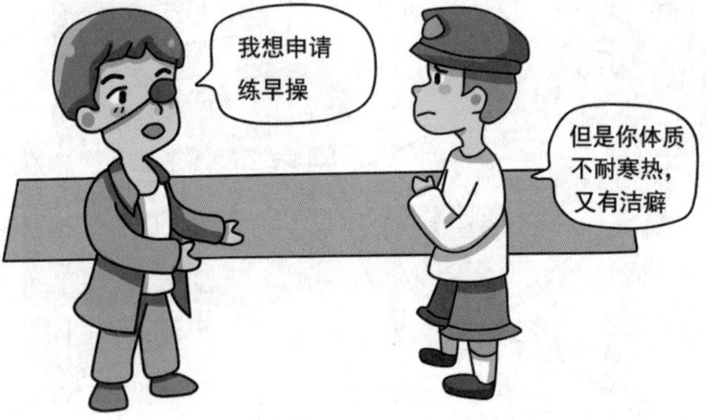

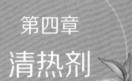

第四章

清热剂

- 清热剂
  - 清气分热剂
    - 白虎汤
    - 竹叶石膏汤
  - 清营凉血剂
    - 清营汤
    - 犀角地黄汤
  - 气血两清剂——清瘟败毒饮
  - 清热解毒剂
    - 黄连解毒汤、凉膈散、
    - 普济消毒饮、仙方活命饮、
    - 五味消毒饮、四妙勇安汤
  - 清脏腑热剂
    - 导赤散、龙胆泻肝汤、
    - 左金丸、泻白散、
    - 苇茎汤、清胃散、玉女煎、
    - 芍药汤、白头翁汤
  - 清虚热剂
    - 青蒿鳖甲汤
    - 清骨散
    - 当归六黄汤

第一节 清气分热剂

白虎汤

组成	石膏50g，知母18g，甘草6g，粳米9g
功用	清热生津
主治	阳明气分热盛证
方歌	白虎汤用石膏偎，知母甘草粳米陪； 亦有加入人参者，躁烦热渴舌生苔
趣记	白老虎成了精，把实木的肝给吃了，吃完以后全身的热气都散了，感觉口腔里生出许多津液来
注解	白老虎——白虎汤 成了精——粳米 实木的肝——石膏、知母、甘草 热气都散了、生出许多津液——清热生津

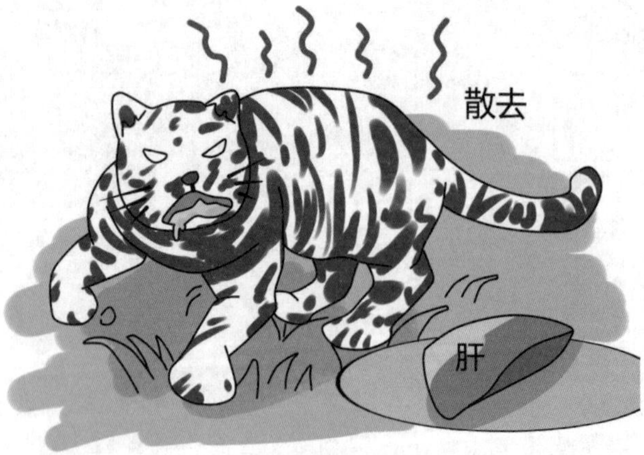

竹叶石膏汤

组成	竹叶、人参、炙甘草6g，石膏50g，半夏9g，麦冬20g，粳米10g
功用	清热生津，益气和胃
主治	伤寒、温病、暑病余热未清，气津两伤证
方歌	竹叶石膏汤人参，麦冬半夏甘草临； 再加粳米同煎服，暑烦热渴脉虚寻
趣记	厦门人种的米很干净，包着竹叶和石膏很好吃，吃完以后全身的热气都散了，津液生，胃气和
注解	厦门人种的米很干净——半夏、麦冬（麦门冬）、人参、炙甘草、粳米 竹叶和石膏——竹叶石膏汤——竹叶、石膏 热气都散了，津液生，胃气和——清热生津，益气和胃

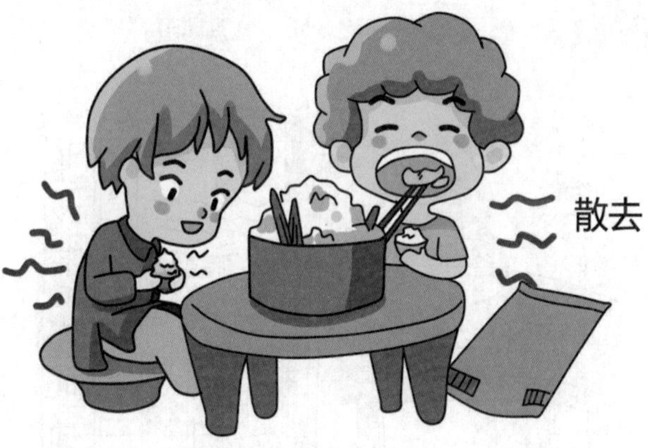

第二节 清营凉血剂

清营汤

组成	犀角（水牛角代）30g，生地黄15g，黄连5g，金银花、玄参、麦冬各9g，连翘、丹参各6g，竹叶心3g
功用	清营解毒，透热养阴
主治	热入营分证
方歌	清营汤治热传营，脉数舌绛辨分明； 犀地银翘玄连竹，丹麦清热更护阴
趣记	在冬天的旅游胜地中，一头体态轻盈的犀牛在做单选题，站在用竹帘遮住的金桥上，犀牛曾目睹这道题在投影上见过
注解	冬天的旅游胜地——麦冬、生地黄 轻盈——清营汤 犀牛在做单选题——犀角（水牛角代）、丹参、玄参 竹帘遮住的金桥——竹叶心、黄连、金银花、连翘 目睹、投影——清营解毒，透热养阴

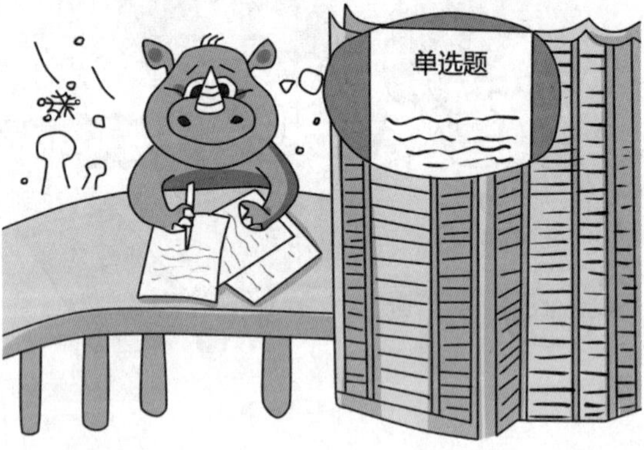

犀角地黄汤

组成	犀角（水牛角代）30g，生地黄24g，芍药12g，牡丹皮9g
功用	清热解毒，凉血散瘀
主治	热入血分证
方歌	犀角地黄芍药丹，血升胃热火邪干； 斑黄阳毒皆堪治，或益柴芩总伐肝
趣记	岳牡在西郊荒地打仗时身负重伤，战友亲借四两血来驱散他体内的瘀血
注解	岳牡——芍药（赤芍或白芍）、牡丹皮 西郊荒地——犀角地黄汤——犀角（水牛角代）、生地黄 亲借四两血、驱散、瘀血——清热解毒，凉血散瘀

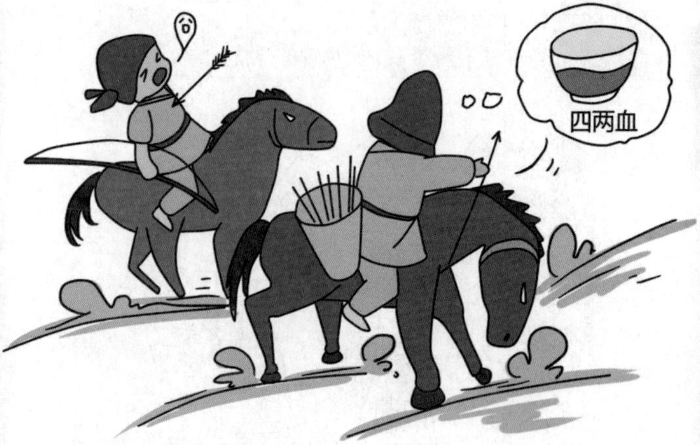

第三节 气血两清剂

清瘟败毒饮

组成	生石膏60～120g，生地黄9～15g，犀角（水牛角代）10～15g，黄连6～12g，栀子、桔梗、黄芩、知母、赤芍、玄参、连翘、甘草、牡丹皮、竹叶各6g
功用	清热解毒，凉血泻火
主治	温病气血两燔证
方歌	清瘟败毒地连芩，丹石栀甘竹叶寻； 犀角玄翘知芍桔，气血两清火毒劫
趣记	为了躲避瘟疫，十位母亲住在西草原，接连生下俏皮稚子，用凉血来解热毒
注解	瘟疫——清瘟败毒饮 十位母亲住在西草原——石膏、知母、黄芩、竹叶、犀角（水牛角代）、甘草、玄参（元参） 接连生下俏皮稚子——桔梗、黄连、生地黄、连翘、牡丹皮、栀子 凉血来解热毒——清热解毒，凉血泻火

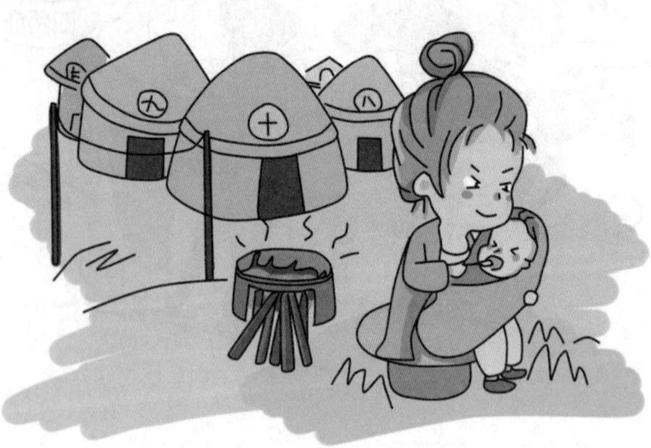

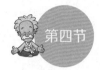

第四节 清热解毒剂

黄连解毒汤

组成	黄连、栀子各9g，黄芩、黄柏各6g
功用	泻火解毒
主治	三焦火毒热盛证
方歌	黄连解毒汤四味，黄柏黄芩栀子备； 躁狂大热呕不眠，吐衄斑黄皆可为
趣记	侄子拜请黄连叔叔泻火解毒
注解	侄子拜请黄连——栀子、黄柏、黄芩、黄连——黄连解毒汤 泻火解毒——泻火解毒

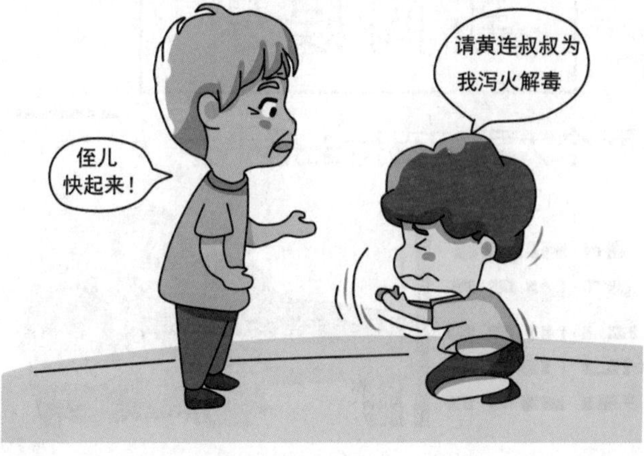

凉膈散

组成	连翘25g，川大黄、芒硝、炙甘草各12g，栀子、薄荷、黄芩各6g，竹叶3g，蜜少许
功用	泻火通便，清上泄下
主治	上中二焦火热证
方歌	凉膈硝黄栀子翘，黄芩甘草薄荷饶； 竹叶蜜煎疗膈上，中焦燥实服之消
趣记	两个大黄狗和主播小乔很亲密，甘愿支持她，于是小乔火遍三峡
注解	两个——凉膈散 大黄狗和主播小乔很亲密——大黄、薄荷、竹叶、芒硝、连翘、黄芩、蜜 甘愿支持——甘草、栀子 火遍三峡——泻火通便，清上泄下

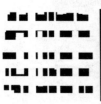

新闻娱乐

两个大黄狗支持主播小乔

[redacted]

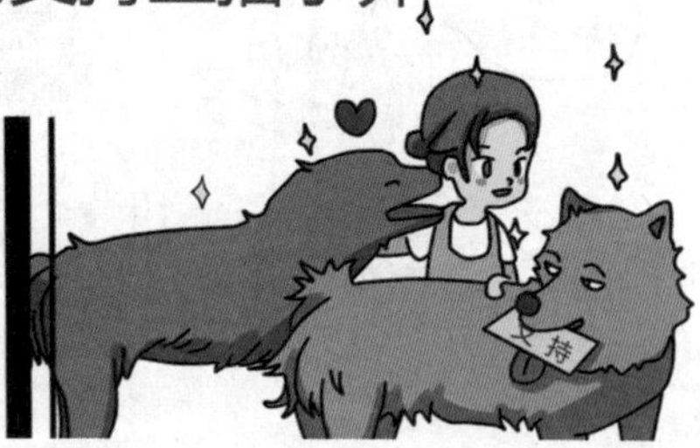

普济消毒饮

组成	黄芩、黄连各15g，陈皮、生甘草、玄参、柴胡、桔梗各6g，连翘、板蓝根、马勃、牛蒡子、薄荷各3g，僵蚕、升麻各2g，人参9g
功用	清热解毒，疏风散邪
主治	大头瘟
方歌	普济消毒芩连鼠，玄参甘桔蓝根侣； 升柴马勃连翘陈，僵蚕薄荷为末咀； 或加人参及大黄，大头天行力能御
趣记	黄牛白马联合巧耕陈草根，却有老鼠传播热毒，因此天生麻子脸的和尚玄人劈柴消灭老鼠，可老鼠逃散入缝隙
注解	黄牛白马联合巧耕陈草根——黄芩、牛蒡子、僵蚕（白僵蚕）、马勃、黄连、薄荷、连翘、桔梗、陈皮、甘草、板蓝根 热毒——清热解毒 天生麻子脸——升麻 玄人——玄参、人参 劈柴——柴胡 消灭老鼠——普济消毒饮 逃散入缝隙——疏风散邪

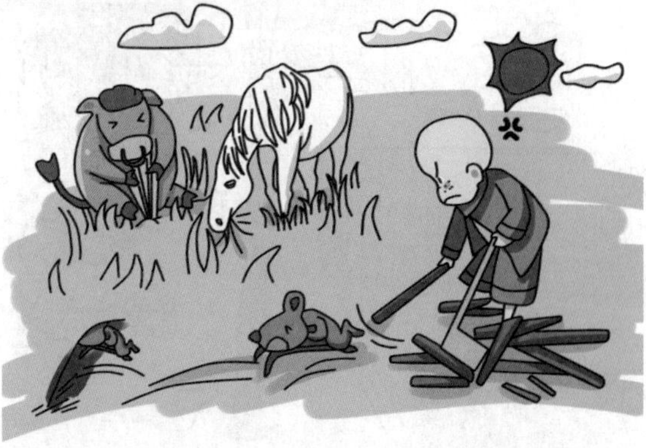

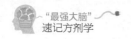

仙方活命饮

组成	金银花、陈皮各9g，白芷、贝母、防风、赤芍、当归尾、甘草、皂角刺、穿山甲（已禁用）、天花粉、乳香、没药各6g
功用	清热解毒，消肿溃坚，活血止痛
主治	痈疡肿毒初起
方歌	仙方活命金银花，防芷归陈草芍加； 贝母花粉兼乳没，穿山皂刺酒煎佳； 一切痈毒能溃败，溃后忌服用勿差
趣记	阴天时，头上有角的仙女穿着披风，手持甘草，一身药香，透过潇竹窥见柏芝和贝姆在吃红烧当归尾巴，以解毒止痛
注解	阴天——金银花、天花粉 头上有角的仙女——皂角刺、仙方活命饮 穿着披风——穿山甲（已禁用）、陈皮、防风 甘草——甘草 药香——没药、乳香 透过潇竹窥见——消肿溃坚 柏芝和贝姆——白芷、贝母 吃红烧当归尾巴——赤芍、当归尾 解毒止痛——清热解毒，活血止痛

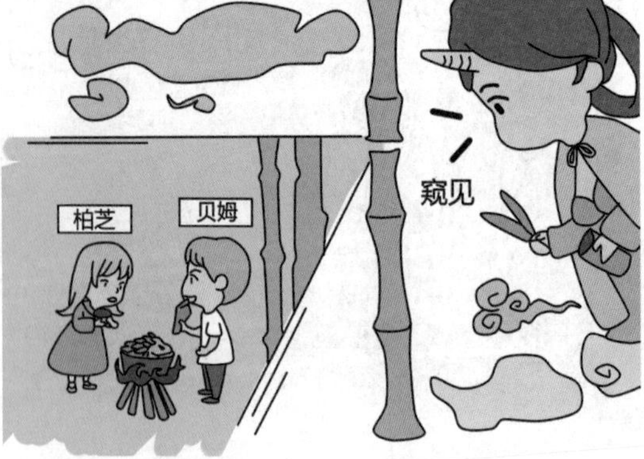

五味消毒饮

组成	金银花30g，野菊花、蒲公英、紫花地丁、天葵子各12g
功用	清热解毒，消散疔疮
主治	火毒结聚之疔疮
方歌	五味消毒疗诸疔，银花野菊蒲公英； 紫花地丁天葵子，煎加酒服效非轻
趣记	无味消毒液由两种花、两颗种子及蒲公英制成，能清热毒、消疔疮
注解	无味消毒液——五味消毒饮 两种花——金银花、野菊花 两颗种子——两紫——紫花地丁、天葵子（紫背天葵子） 蒲公英——蒲公英 清热毒、消疔疮——清热解毒，消散疔疮

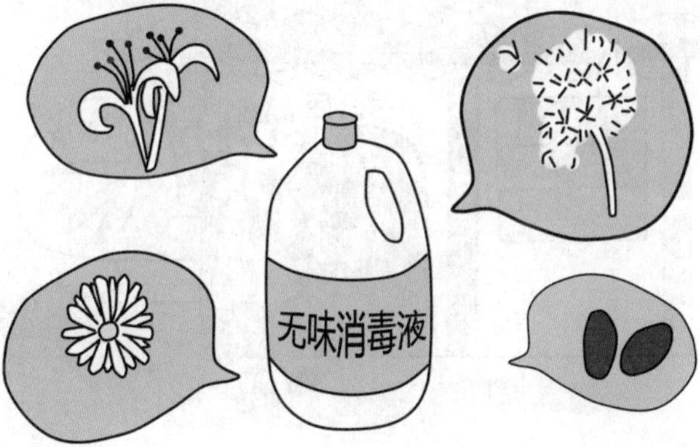

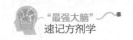

四妙勇安汤

组成	金银花、玄参各90g，当归60g，甘草30g
功用	清热解毒，活血止痛
主治	热毒炽盛之脱疽
方歌	四妙勇安金银花，玄参当归甘草加； 清热解毒兼活血，热毒脱疽效堪夸
趣记	在寺庙清热毒、活血止痛，当选金银草
注解	寺庙——四妙勇安汤 清热毒、活血止痛——清热解毒，活血止痛 当选金银草——当归、玄参、金银花、甘草

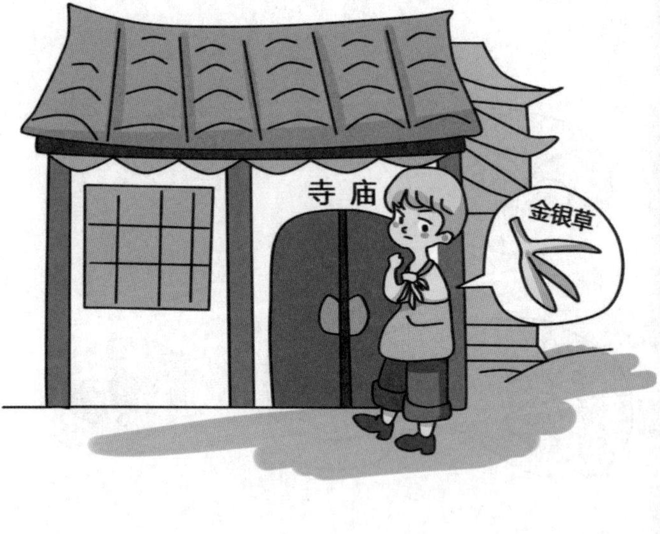

第五节 清脏腑热剂

导赤散

组成	生地黄、木通、生甘草各6g，竹叶3g
功用	清心利水养阴
主治	心经火热证
方歌	导赤生地与木通，草梢竹叶四般攻； 口糜淋痛小肠火，引热同归小便中
趣记	用竹竿捅地会导致痴呆，需要去一个清新丽水的地方养人
注解	竹竿捅地——竹叶、生甘草、木通、生地黄 导致痴呆——导赤散 清新丽水——清心利水 养人——养阴

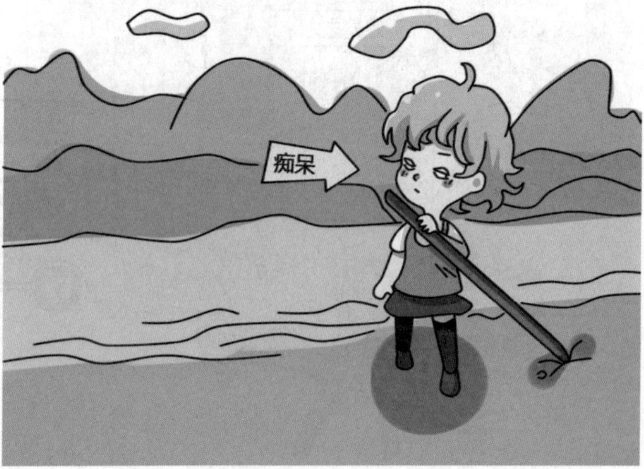

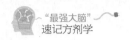

龙胆泻肝汤

组成	龙胆草、木通、柴胡、甘草各6g，泽泻12g，当归3g，黄芩、栀子、生地黄、车前子各9g
功用	清泻肝胆实火，清利肝经湿热
主治	肝胆实火上炎证，肝经湿热下注证
方歌	龙胆泻肝栀芩柴，生地车前泽泻偕； 木通甘草当归合，肝经湿热力能排
趣记	龙的胆子大，乘车直通秦始皇之地，在当地卸柴草；买干蛋时要识货，买干净湿热的
注解	龙的胆子大——龙胆泻肝汤——龙胆草 乘车直通——车前子、栀子、木通 秦始皇——黄芩 当地卸柴草——当归、生地黄、泽泻、柴胡、甘草 干蛋、识货——肝胆实火 干净湿热——肝经湿热

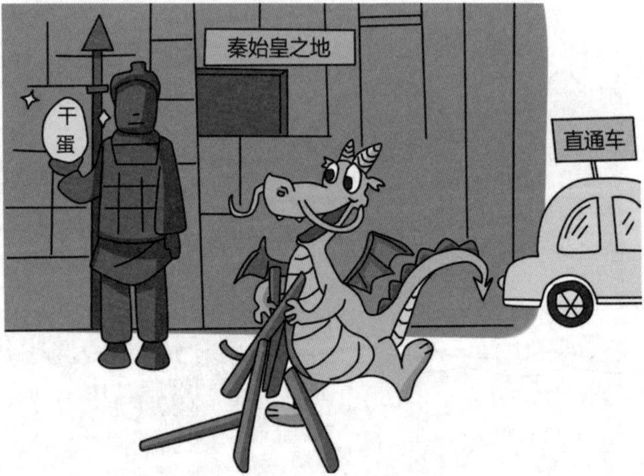

左金丸

组成	黄连18g，吴茱萸3g
功用	清泻肝火，降逆止呕
主治	肝火犯胃证
方歌	左金茱连六一丸，肝经火郁吐吞酸；再加芍药名戊己，热泻热痢服之安
趣记	降职以后，她要去卸货，然后坐在金子上卷珠帘
注解	降职、卸货——清泻肝火，降逆止呕 坐在金子上——左金丸 卷珠帘——吴茱萸、黄连

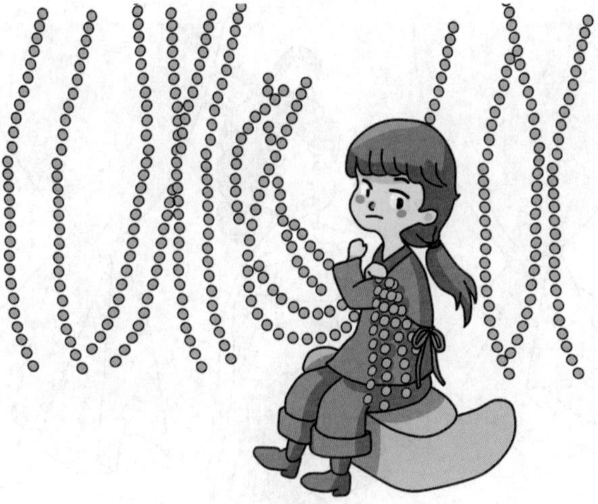

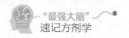

泻白散

组成	地骨皮、桑白皮各30g，炙甘草3g，粳米1撮
功用	清泻肺热，止咳平喘
主治	肺热喘咳证
方歌	泻白桑皮地骨皮，甘草粳米四般宜； 参茯知芩皆可入，肺热喘嗽此方施
趣记	白骨精吃甘草来平喘止咳，泻肺热
注解	白骨精——泻白散——桑白皮、地骨皮、粳米 吃甘草——炙甘草 平喘止咳，泻肺热——清泻肺热，止咳平喘

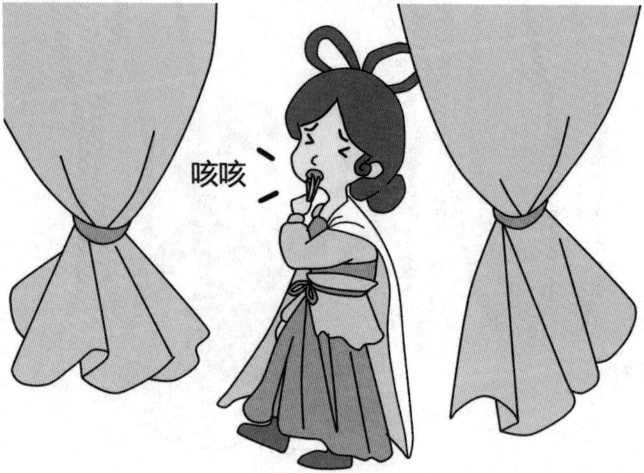

苇茎汤

组成	苇茎60g，薏苡仁30g，桃仁9g，瓜瓣24g
功用	清肺化痰，逐瘀排脓
主治	肺痈，热毒壅滞，痰瘀互结证
方歌	千金苇茎生薏仁，桃仁瓜瓣四味临； 吐咳肺痈痰秽浊，凉营清气自生津
趣记	苇茎汤这首方剂可以联想到一首山水画诗：“魏境忆桃瓣，飞花叹雨浓。”可改编为“芦苇忆桃瓣，飞花叹雨浓”。
注解	芦苇忆桃瓣——苇茎汤——苇茎（芦根）、薏苡仁、桃仁、瓜瓣（冬瓜子） 飞花叹雨浓——清肺化痰，逐瘀排脓

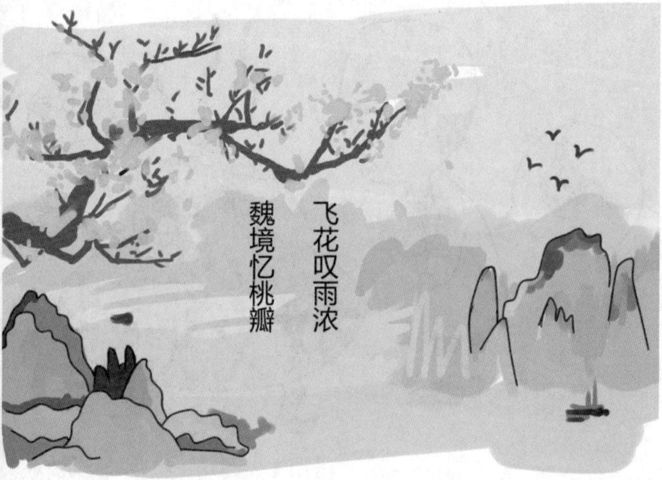

清胃散

组成	生地黄、当归身、牡丹皮、升麻各6g，黄连9g
功用	清胃凉血
主治	胃火牙痛
方歌	清胃散用升麻连，当归生地牡丹全； 或益石膏平胃热，口疮吐衄与牙宣
趣记	为了清理胃部，医生在当地炼制治疗胃火牙痛的升丹
注解	清理胃部——清胃散——清胃凉血 当地炼制——当归、生地黄、黄连 升丹——升麻、牡丹皮

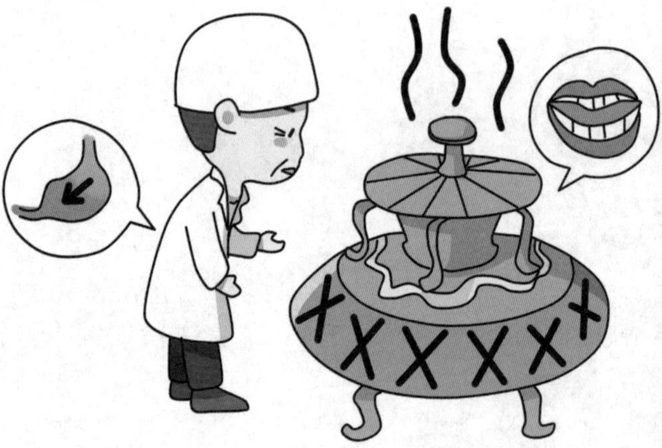

玉女煎

组成	石膏9～15g，熟地黄9～30g，麦冬6g，知母、牛膝各5g
功用	清胃热，滋肾阴
主治	胃热阴虚证
方歌	玉女煎中地膝煎，石膏知母麦冬全； 阴虚胃火牙痛效，去膝地生温热痊
趣记	传说《玉女心经》记载：冬天，十头母牛在洗竖笛，因胃热而不停地呻吟
注解	玉女心经——玉女煎 冬天，十头母牛在洗竖笛——麦冬、石膏、知母、牛膝、熟地黄 胃热、呻吟——清胃热，滋肾阴

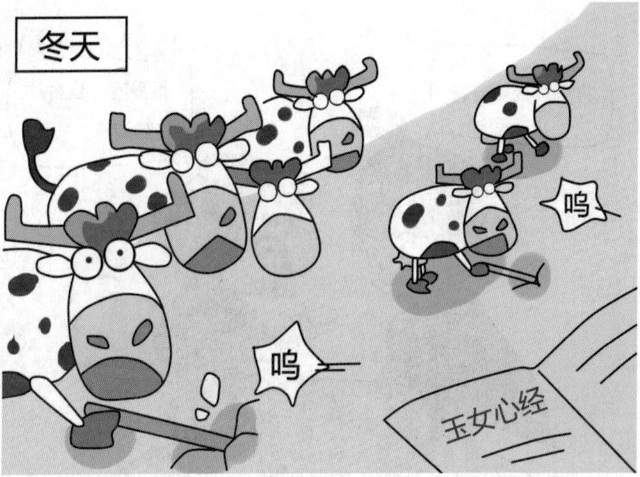

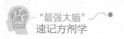

芍药汤

组成	芍药30g，当归、黄连、黄芩各15g，槟榔、木香、甘草各6g，大黄9g，肉桂5g
功用	清热燥湿，调气和血
主治	湿热痢疾
方歌	芍药芩连与锦纹，桂甘槟木及归身； 别名导气除甘桂，枳壳加之效若神
趣记	秦香莲要当草兵，用勺舀汤。将军要当官，找师傅学跳棋
注解	秦香莲要当草兵——黄芩、木香、黄连、芍药、当归、甘草、槟榔 用勺舀汤——芍药汤 将军要当官——大黄（别名将军）、肉桂（官桂） 找师傅学跳棋——清热燥湿，和血调气

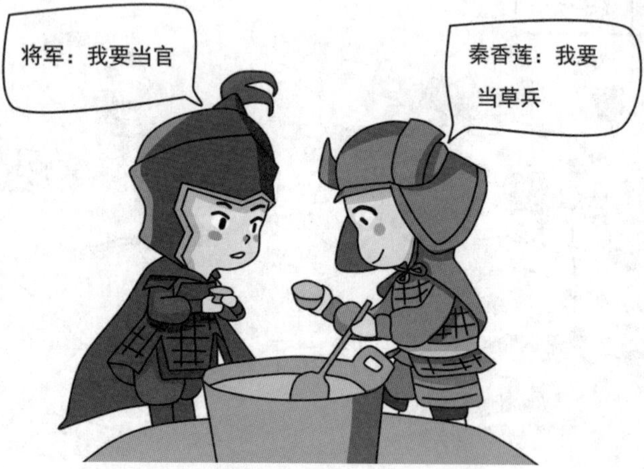
将军：我要当官
秦香莲：我要当草兵

白头翁汤

组成	白头翁15g，黄连、黄柏、秦皮各9g
功用	清热解毒，凉血止痢
主治	热毒痢疾
方歌	白头翁汤治热痢，黄连黄柏佐秦皮； 清热解毒并凉血，赤多白少脓血医
趣记	白发老头脸白，喝青岛啤酒，吃雪梨解热毒
注解	白发老头——白头翁汤——白头翁 脸白——黄连、黄柏 青岛啤酒——秦皮 吃雪梨——凉血止痢 解热毒——清热解毒

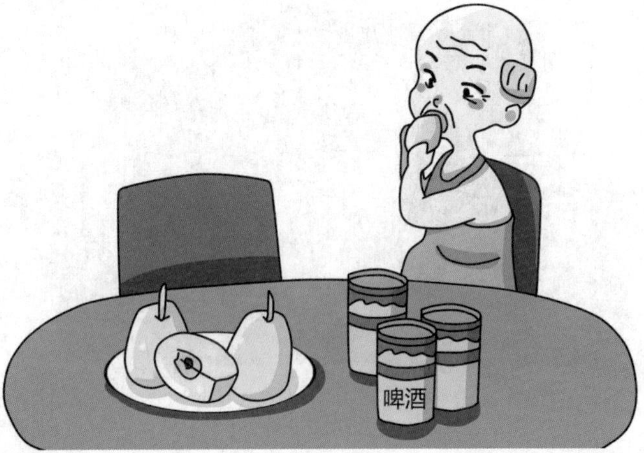

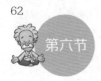

第六节 清虚热剂

青蒿鳖甲汤

组成	青蒿、知母各6g，鳖甲15g，生地黄12g，牡丹皮9g
功用	养阴透热
主治	温病后期，邪伏阴分证
方歌	青蒿鳖甲知地丹，热伏阴分仔细看； 夜热早凉无汗出，养阴透热服之安
趣记	母鳖伏在阴凉潮湿处养阴，生了好多蛋
注解	母鳖——知母、鳖甲、生地黄 养阴——养阴透热 生了好多蛋——生地黄、青蒿、牡丹皮

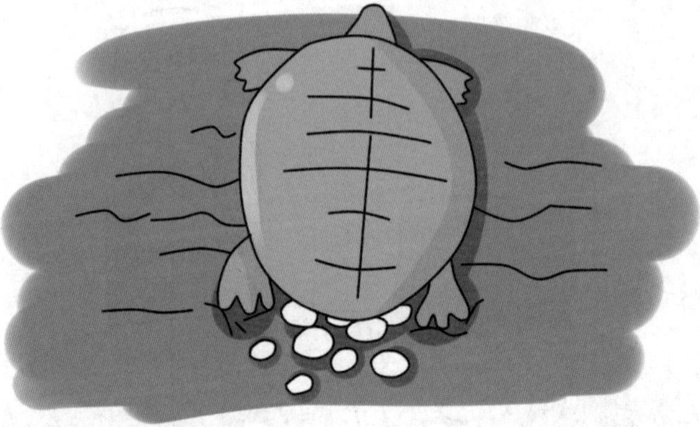

清骨散

组成	银柴胡5g，胡黄连、秦艽、鳖甲、地骨皮、青蒿、知母各3g，甘草2g
功用	清虚热，退骨蒸
主治	肝肾阴虚，虚火内扰证
方歌	清骨散用银柴胡，胡连秦艽鳖甲辅； 地骨青蒿知母草，骨蒸劳热保无虞
趣记	母亲教二胡，清洗甲骨，抄甲骨文
注解	母亲教二胡——知母、秦艽、银柴胡、胡黄连 清洗甲骨——清骨散——青蒿——清虚热、退骨蒸 抄甲骨文——甘草、鳖甲、地骨皮

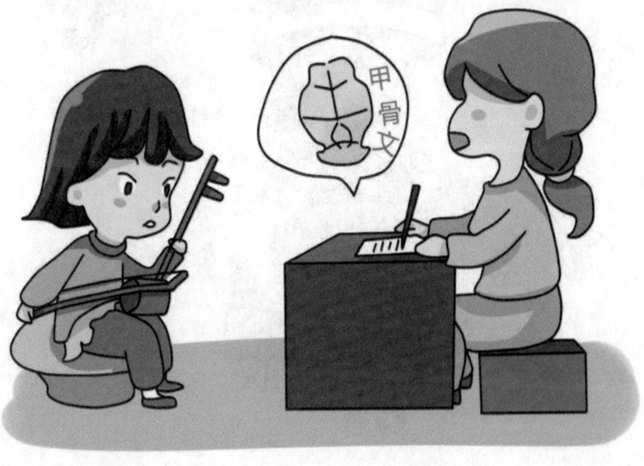

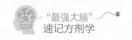

当归六黄汤

组成	当归、黄芩、黄连、黄柏、熟地黄、生地黄各6g，黄芪12g
功用	滋阴泻火，固表止汗
主治	阴虚火旺盗汗
方歌	当归六黄二地黄，芩连芪柏共煎尝； 滋阴泻火兼固表，阴虚火旺盗汗良
趣记	皇上骑乌龟骑得很溜，乌龟累得飙汗，旁边有个萤火虫在飞
注解	皇上骑乌龟骑得很溜——当归六黄汤——黄芩、黄连、黄柏、熟地黄、生地黄、黄芪、当归 飙汗——固表止汗 萤火虫——滋阴泻火

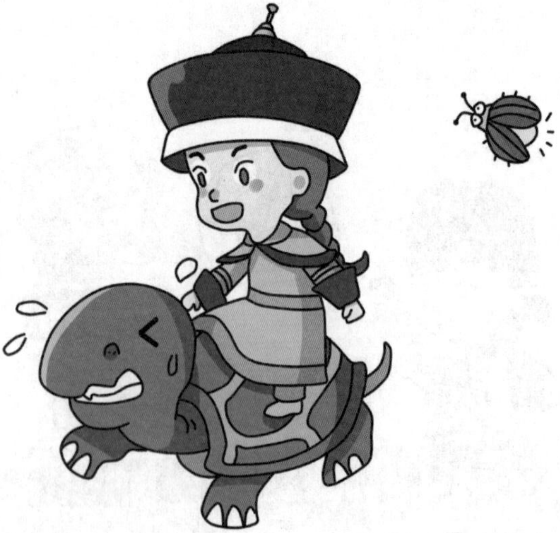

第五章
祛暑剂

- 祛暑剂
  - 祛暑解表剂——香薷散
  - 祛暑利湿剂
    - 六一散
    - 桂苓甘露散
  - 祛暑益气剂——清暑益气汤

第一节 祛暑解表剂

香薷散

组成	香薷10g，白扁豆、厚朴各5g
功用	祛暑解表，化湿和中
主治	阴暑
方歌	三物香薷豆朴先，散寒化湿功效兼； 若益银翘豆易花，新加香薷祛暑煎
趣记	相濡以沫的夫妻，一起看一本不断变厚的银书，此场景进入了画中
注解	相濡以沫——香薷散——香薷、 变厚——白扁豆、厚朴 银书——阴暑 画中——化湿和中

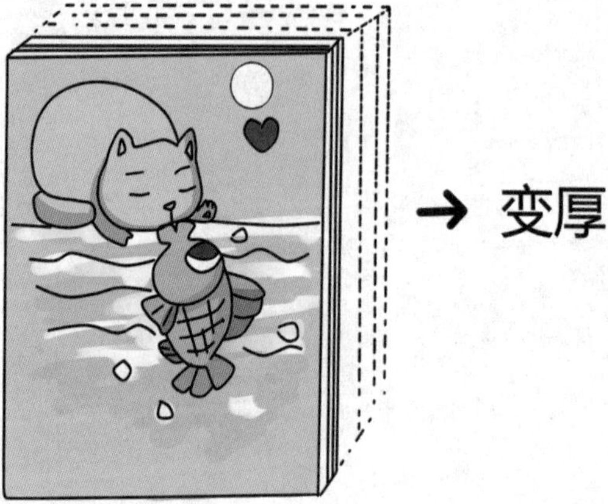

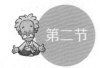

第二节 祛暑利湿剂

六一散

组成	滑石18g，甘草3g
功用	清暑利湿
主治	暑湿证
方歌	六一散用滑石草，解肌行水兼清燥； 益元碧玉与鸡苏，砂黛薄荷加之好
趣记	六一儿童节当天，小朋友在滑草和吃素食
注解	六一儿童节——六一散 滑草——滑石、甘草 素食——清暑利湿

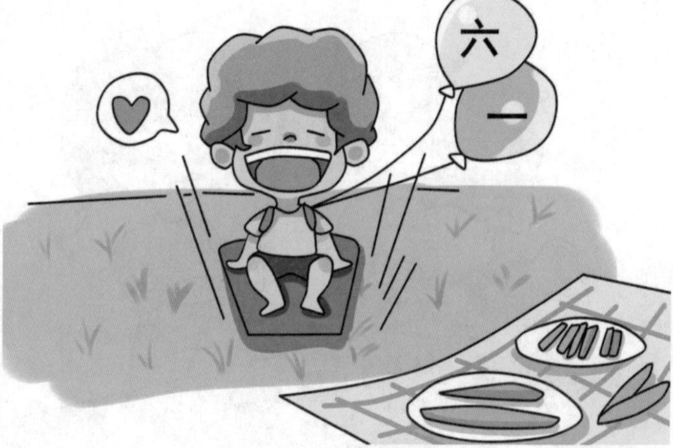

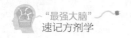

桂苓甘露散

组成	滑石120g，茯苓、泽泻各30g，寒水石、石膏、炙甘草各60g，白术、肉桂、猪苓各15g
功用	清暑解热，化气利湿
主治	暑湿证
方歌	桂苓甘露猪苓膏，术泽寒水滑石草； 清暑化气又利湿，发热烦渴吐泻消
趣记	妈妈拿着滑杆责令儿子用竹篙和寒水石制作出龟苓膏，以治疗暑湿
注解	滑杆——滑石、炙甘草 责令——泽泻、猪苓 竹篙和寒水石——白术、石膏、寒水石 龟苓膏——桂苓甘露散——肉桂、茯苓 治疗暑湿——清暑解热，化气利湿

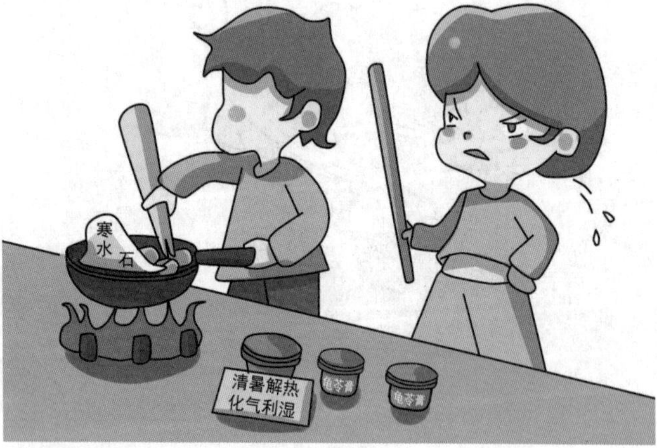

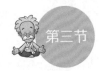

第三节 祛暑益气剂

清暑益气汤

组成	西洋参、竹叶、知母各6g，石斛、粳米、荷梗各5g，麦冬9g，西瓜翠衣30g，黄连、甘草各3g
功用	清暑益气，养阴生津
主治	暑热气津两伤证
方歌	王氏清暑益气汤，善治中暑气津伤； 洋参冬斛荷瓜翠，连竹知母甘粳襄
趣记	舒奇在念阴经，阴经的内容为“西湖荷叶翠，草黄知今冬”
注解	舒奇——清暑益气 阴经——养阴生津 西湖荷叶翠——西洋参、石斛、荷梗、竹叶、西瓜翠衣 草黄知今冬——甘草、黄连、知母、粳米、麦冬

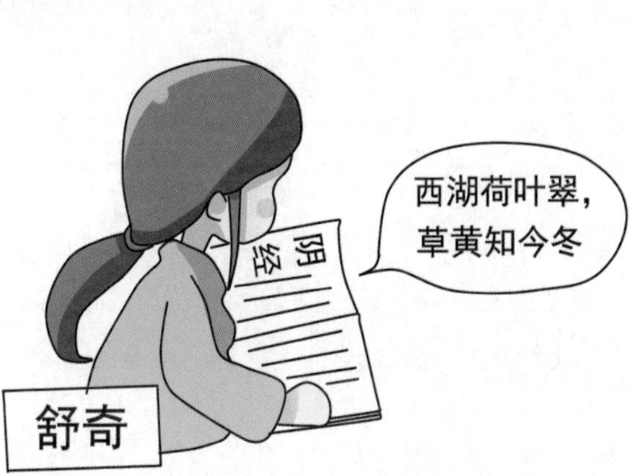

第六章
温里剂

- 温里剂
  - 温中祛寒剂
    - 理中丸
    - 小建中汤
    - 吴茱萸汤
    - 大建中汤
  - 回阳救逆剂
    - 四逆汤
    - 回阳救急汤
  - 温经散寒剂
    - 当归四逆汤
    - 黄芪桂枝五物汤
    - 暖肝煎
    - 阳和汤

第一节 温中祛寒剂

理中丸

组成	人参、干姜、炙甘草、白术各9g
功用	温中祛寒，补气健脾
主治	脾胃虚寒证；阳虚失血证；中阳不足，阴寒上乘之胸痹；脾气虚寒，不能摄津之病后多涎唾；中阳虚损，土不荣木之小儿慢惊等
方歌	理中丸主理中乡，甘草人参术干姜； 呕利腹痛阴寒盛，或加附子总扶阳
趣记	李宗将人和猪赶走，消耗了大量脾气，需要温中补脾
注解	李宗——理中丸 将人和猪赶走——干姜、人参、白术、炙甘草 需要温中补脾——温中祛寒，补气健脾

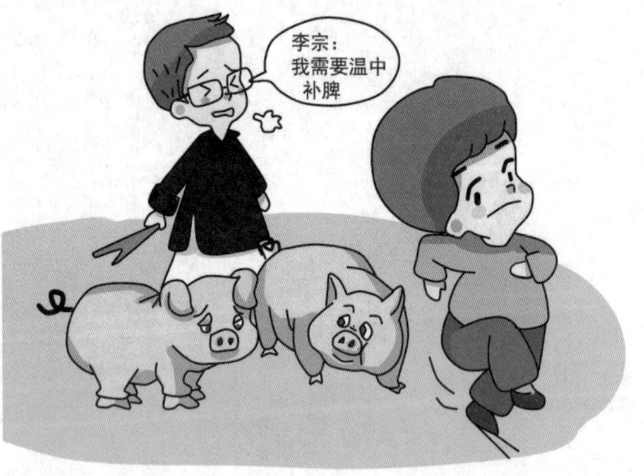

小建中汤

组成	桂枝、生姜各9g，炙甘草6g，大枣6枚，白芍18g，胶饴（饴糖）30g
功用	温中补虚，和里缓急
主治	中焦虚寒，肝脾失调，阴阳不和证
方歌	小建中汤芍药多，桂枝甘草姜枣和； 更加饴糖补中脏，虚劳腹痛服之瘥
趣记	新中国建立后，小苏用桂枝汤加糖来缓和小中的紧张
注解	新中国建立——小建中汤 桂枝汤加糖——桂枝汤（桂枝、生姜、炙甘草、大枣、白芍）、胶饴（饴糖） 缓和小中的紧张——温中补虚，和里缓急

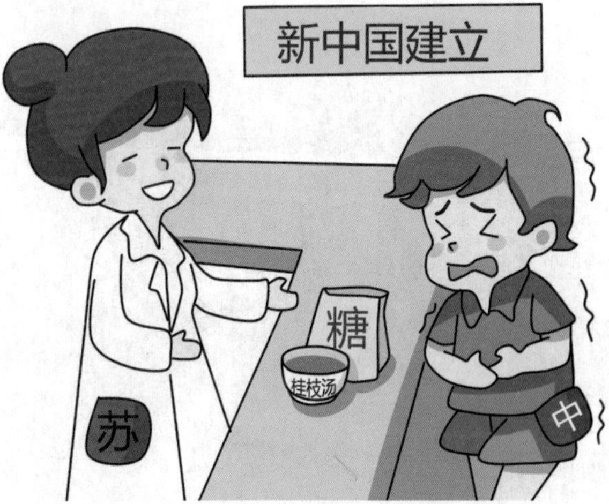

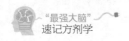

吴茱萸汤

组成	吴茱萸、人参各9g，生姜18g，大枣4枚
功用	温中补虚，降逆止呕
主治	胃寒呕吐证，肝寒上逆证，肾寒上逆证
方歌	吴茱萸汤人参枣，重用生姜温胃好； 阳明寒呕少阴利，厥阴头痛皆能保
趣记	向无助的鱼扔姜枣，鱼吃了后得到温补，停止了呕吐
注解	无助的鱼——吴茱萸汤 扔姜枣——人参、生姜、大枣 温补——温中补虚 停止了呕吐——降逆止呕

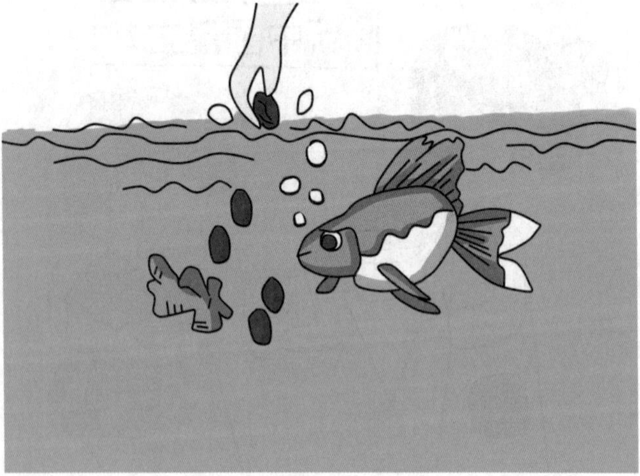

大建中汤

组成	蜀椒、人参各6g，干姜12g，饴糖30g
功用	温中补虚，缓急止痛
主治	中阳虚衰，阴寒内盛之脘腹疼痛
方歌	大建中汤建中阳，蜀椒干姜参饴糖； 阴盛阳虚腹冷痛，温补中焦止痛强
趣记	唐僧搭建干姜蜀椒棚，棚中温暖，能够缓解唐僧的脘腹疼痛
注解	唐僧——饴糖、人参 搭建干姜蜀椒棚——大建中汤——干姜、蜀椒 棚中温暖、缓解、脘腹疼痛——温中补虚，缓急止痛

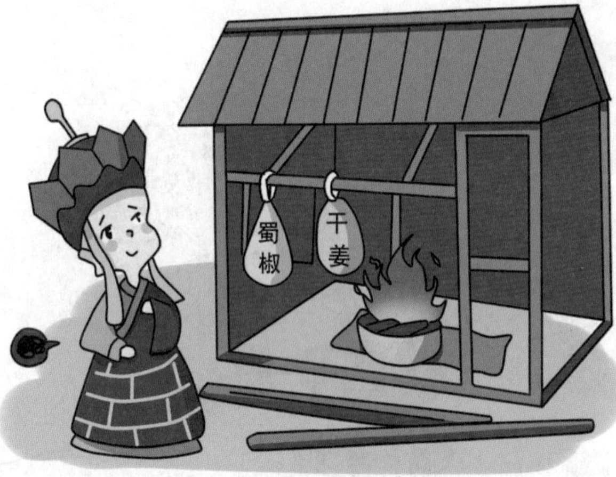

第二节 回阳救逆剂

四逆汤

组成	炙甘草、干姜各6g，附子15g
功用	回阳救逆
主治	少阴病，心肾阳衰寒厥证；太阳病误汗亡阳者
方歌	四逆汤中附草姜，阳衰寒厥急煎尝； 腹痛吐泻脉沉细，急投此方可回阳
趣记	“是你救了我？” “不，是父子炒的干姜救了你。”
注解	是你——四逆汤 父子炒的干姜——附子、甘草、干姜 救了你——回阳救逆

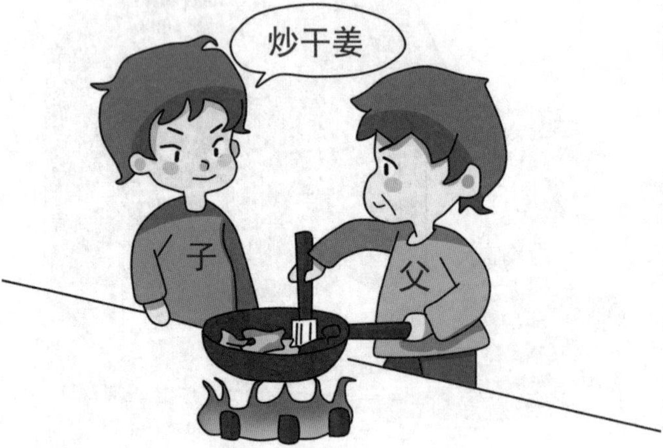

回阳救急汤

组成	熟附子、白术、茯苓、制半夏各9g，干姜、人参、陈皮、炙甘草各6g，麝香0.1g，生姜3片，肉桂、五味子各3g
功用	回阳固脱，益气生脉
主治	寒邪直中三阴，真阳衰微证
方歌	回阳救急用六君，桂附干姜五味群； 加麝三厘或胆汁，三阴寒厥建奇勋
趣记	我为了回阳救急，一口气吃了四十六块五味香肉
注解	回阳救急——回阳固脱 一口气——益气生脉 四十六——四逆汤（熟附子、干姜、炙甘草）、六君子汤（人参、茯苓、白术、炙甘草、制半夏、陈皮、生姜，去大枣） 五味香肉——五味子、麝香、肉桂

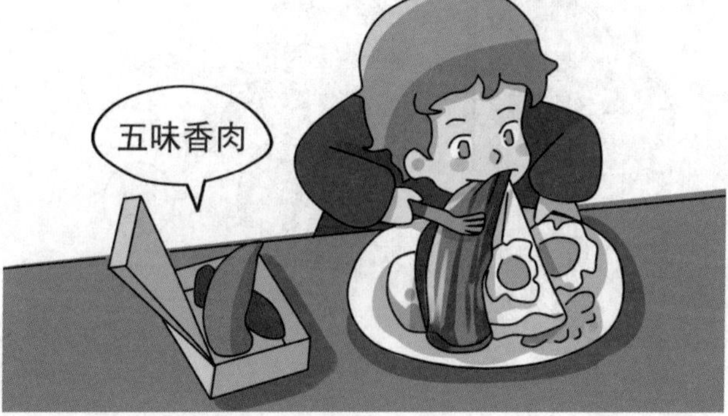

第三节 温经散寒剂

当归四逆汤

组成	当归、桂枝、白芍各9g，细辛3g，炙甘草、通草各6g，大枣8枚
功用	温经散寒，养血通脉
主治	血虚寒厥证
方歌	当归四逆芍桂枝，细辛甘枣通草施； 血虚寒厥四末冷，温经通脉最相宜
趣记	天气寒冷，血脉不通，导致忍者神龟的心肝痛，它赶紧去柜子找药
注解	天气寒冷，血脉不通——温经散寒，养血通脉 忍者神龟——当归四逆汤——当归 心肝痛——细辛、炙甘草、通草 去柜子找药——桂枝、大枣、白芍（芍药）

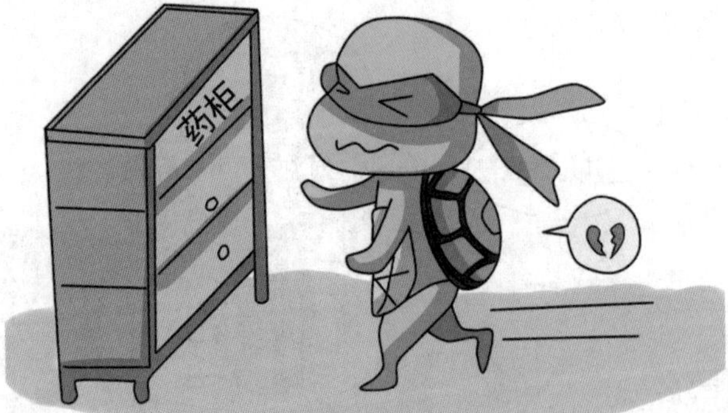

黄芪桂枝五物汤

组成	黄芪、桂枝、白芍各9g，生姜18g，大枣4枚
功用	益气温经，和血通痹
主治	血痹
方歌	黄芪桂枝五味汤，芍药大枣与生姜； 益气温经和营卫，血痹风痹功效良
趣记	枪上插有黄旗的鬼子要姜枣，一起喝血
注解	黄旗、鬼子——黄芪桂枝五味汤——黄芪、桂枝 要姜枣——白芍（芍药）、生姜、大枣 一起喝血——益气温经，和血通痹

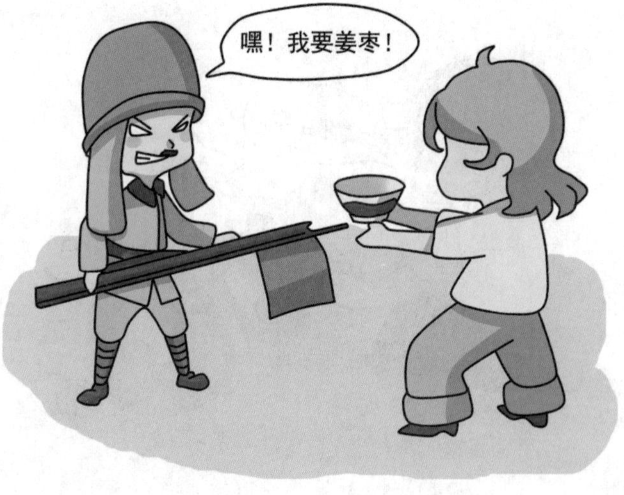

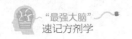

暖肝煎

组成	枸杞子9g，肉桂3～6g，茯苓、小茴香、乌药各6g，当归6～9g，沉香3g，生姜3～5片
功用	温补肝肾，行气止痛
主治	肝肾不足，寒滞肝脉证
方歌	暖肝煎中杞茯归，茴沉乌药姜肉桂； 下焦虚寒疝气痛，温补肝肾此方推
趣记	瘟神养的狗子即将无肉，心肝冷痛，痛得打滚，脖子上的铃铛回响，他赶紧走过来给它止痛
注解	瘟神——温补肝肾 狗子即将无肉——枸杞子、生姜、乌药、肉桂 心肝冷痛——暖肝煎 铃铛回响——茯苓、当归、小茴香、沉香 止痛——行气止痛

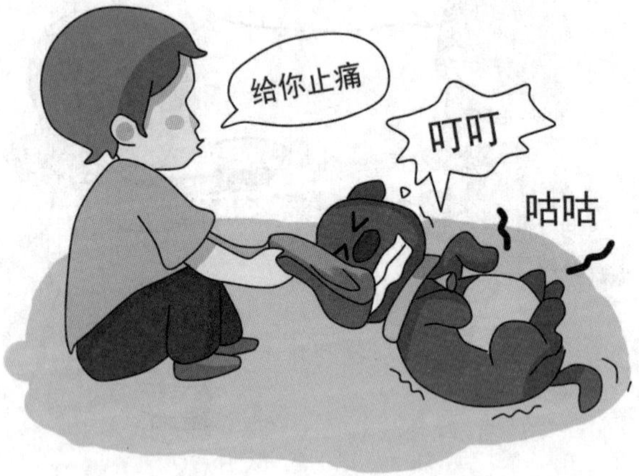

阳和汤

组成	熟地黄30g，麻黄、炮姜各2g，鹿角胶9g，白芥子6g，肉桂、生甘草各3g
功用	温阳补血，散寒通滞
主治	阴疽
方歌	阳和汤法解寒凝，贴骨流注鹤膝风； 熟地鹿胶姜炭桂，麻黄白芥甘草从
趣记	白娘子用洋河酒将马鹿肉炒熟，这种马鹿肉可以温阳补血散寒治疗阴疽
注解	白娘子——白芥子 洋河酒——阳和汤 将马鹿肉炒熟——炮姜、麻黄、鹿角胶、肉桂、生甘草、熟地黄 温阳补血散寒——温阳补血，散寒通滞

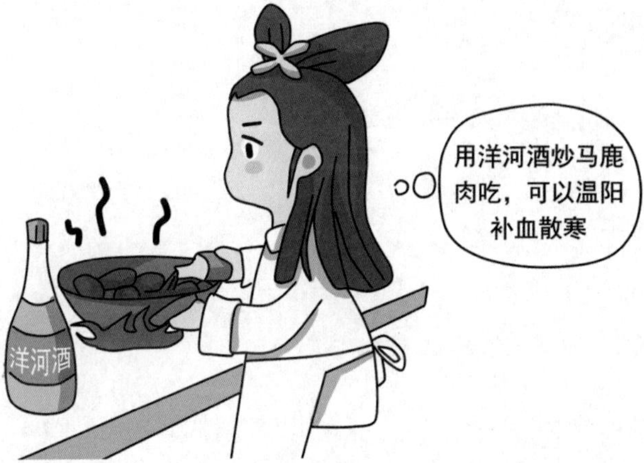

第七章
表里双解剂

表里双解剂
- 解表清里剂——葛根黄芩黄连汤
- 解表温里剂——五积散
- 解表攻里剂
  - 大柴胡汤
  - 防风通圣散
  - 疏凿饮子

第一节 解表清里剂

葛根黄芩黄连汤

组成	葛根15g，炙甘草6g，黄芩、黄连各9g
功用	解表清里
主治	表证未解，邪热入里证
方歌	葛根黄芩黄连汤，甘草四般治二阳； 解表清里兼和胃，喘汗下利保安康
趣记	他干割草根这个活，出了很多汗，于是解开表面的衣服清理一下
注解	割草根——葛根黄芩黄连汤——炙甘草 解开表面的衣服清理——解表清里

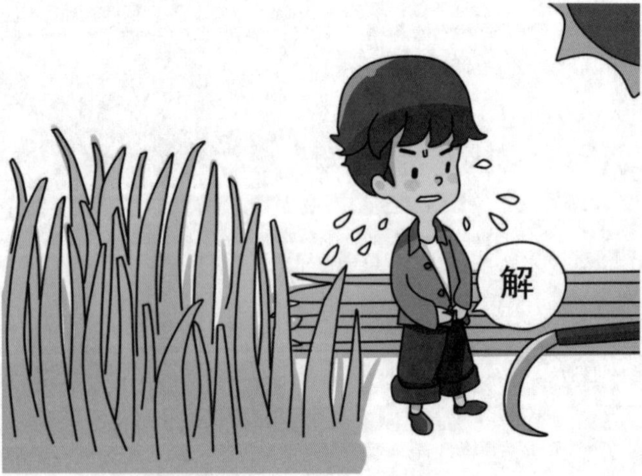

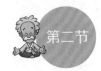

第二节 解表温里剂

五积散

组成	苍术、桔梗各15g，枳壳、陈皮各9g，芍药、白芷、川芎、川当归、甘草、肉桂、茯苓、半夏各5g，厚朴、干姜、麻黄各6g，生姜3片
功用	发表温里，顺气化痰，活血消积
主治	外感风寒，内伤生冷证；妇女血气不和，心腹疼痛，月经不调
方歌	五积散治五般积，麻黄苍芷归芍齐； 枳桔桂苓甘草朴，川芎两姜半陈皮； 发表温里活血瘀，祛湿化痰兼顺气
趣记	俏姐当皇后，令下臣烧五只白熊肉、酱猪肝；发张表格问臣子这些都吃不吃，顺便把话谈，活跃一下消极的气氛
注解	俏姐当皇后——枳壳、桔梗、川当归、麻黄、厚朴 令下臣烧、白熊肉、酱猪肝——茯苓、半夏、陈皮、芍药、白芷、川芎、肉桂、干姜、生姜、苍术、甘草 五只——五积散 发张表格问臣子——发表温里 顺便把话谈，活跃一下消极的气氛——顺气化痰，活血消积

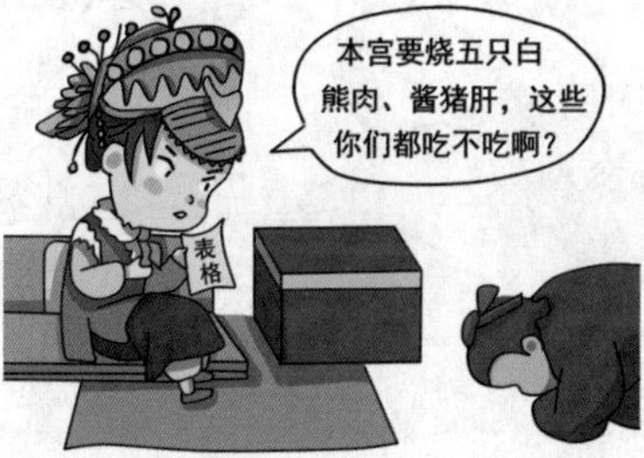
本宫要烧五只白熊肉、酱猪肝，这些你们都吃不吃啊？
表格

第三节 解表攻里剂

大柴胡汤

组成	柴胡24g，黄芩、芍药、半夏、枳实各9g，大黄6g，大枣4枚，生姜15g
功用	和解少阳，内泻热结
主治	少阳阳明合病
方歌	大柴胡汤用大黄，枳实芩夏白芍将； 煎加姜枣表兼里，妙法内攻并外攘
趣记	大柴犬到处找生姜，想与小羊和解以泻热结，小羊说可以和解，只是要下棋弹琴
注解	大柴犬——大柴胡汤——大黄、柴胡 找生姜——大枣、生姜 与小羊和解以泻热结——和解少阳，内泻热结 只是要下棋弹琴——枳实、芍药、半夏、黄芩

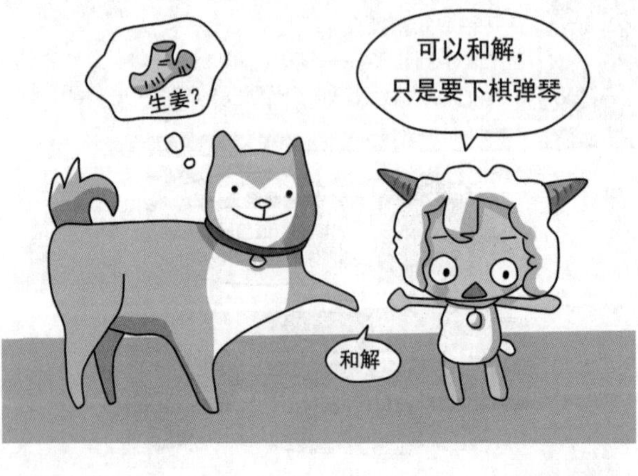

防风通圣散

组成	防风、川芎、当归、芍药、大黄、薄荷叶、麻黄、连翘、芒硝各6g，滑石20g，甘草10g，荆芥、白术、栀子各3g，石膏、黄芩、桔梗各12g
功用	疏风解表，泻热通便
主治	风热壅盛，表里俱实证
方歌	防风通圣大黄硝，荆芥麻黄栀芍翘； 甘桔芎归膏滑石，薄荷芩术力偏饶； 表里交攻阳热盛，外科疡毒总能消
趣记	为了防止大风灾害导致贫穷，三位皇帝把借来的白书归还了，只要滑膏和连梗小甘草；还书归来的路上，舒适的风吹着他们的体表，他们身上的热气散了，大便也通了
注解	防止大风灾害导致贫穷——防风通圣散——防风、川芎 三位皇帝——大黄、麻黄、黄芩 把借来的白书归还——荆芥、白术、当归 只要滑膏和连梗小甘草——栀子、芍药、滑石、石膏、薄荷叶、连翘、桔梗、芒硝、甘草 舒适的风吹着他们的体表——疏风解表 热气散了，大便也通了——泻热通便

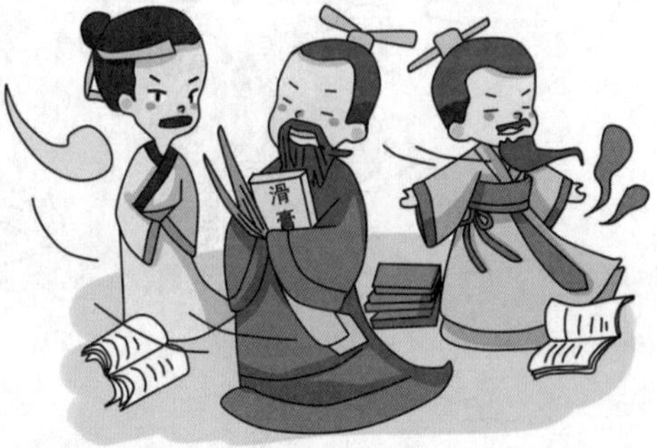

疏凿饮子

组成	泽泻、木通各12g，赤小豆、茯苓皮、大腹皮各15g，商陆6g，羌活、秦艽、槟榔、椒目各9g，生姜5片
功用	泻下逐水，疏风消肿
主治	阳水
方歌	疏凿槟榔及商陆，苓皮大腹同椒目； 赤豆艽羌泻木通，煎加生姜阳水服
趣记	一个身上挂着凿子的鞋匠上路了，他哼唱着秦腔，一边吃着槟榔、嚼着姜皮，一边拎着木桶斜着走，去追逐水源，舒适的风吹着，他就消肿了
注解	凿子——疏凿饮子 鞋匠上路、唱着秦腔——泽泻、商陆、秦艽、羌活 吃着槟榔、嚼着姜皮——赤小豆、槟榔、椒目、生姜、大腹皮 拎着木桶——茯苓皮、木通 斜着走，去追逐水源——泻下逐水 舒适的风、消肿了——疏风消肿

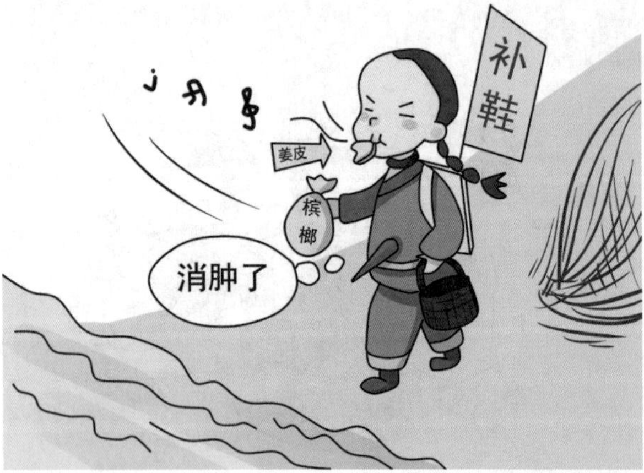

第八章
补益剂

- 补益剂
  - 补气剂
    - 四君子汤、参苓白术散、
    - 补中益气汤、玉屏风散、生脉散
  - 补血剂
    - 四物汤
    - 当归补血汤
    - 归脾汤
  - 气血双补剂
    - 八珍汤
    - 泰山磐石散
  - 补阴剂
    - 六味地黄汤、左归丸、
    - 大补阴丸、一贯煎、
    - 百合固金汤、益胃汤
  - 补阳剂
    - 肾气丸
    - 右归丸
  - 阴阳并补剂
    - 地黄饮子
    - 龟鹿二仙胶
    - 七宝美髯丹
  - 气血阴阳并补剂
    - 炙甘草汤（又名复脉汤）
    - 补天大造丸

第一节 补气剂

四君子汤

组成	人参、白术、茯苓各9g，炙甘草6g
功用	补气健脾
主治	脾胃气虚证
方歌	四君子汤中和义，参术茯苓甘草比； 益以夏陈名六君，祛痰补益气虚饵； 除却半夏名异功，或加香砂气滞使
趣记	四位君子脾气很好，在森林里看竹草
注解	四位君子——四君子汤 脾气很好——补气健脾 森林——人参、茯苓 竹草——白术、炙甘草

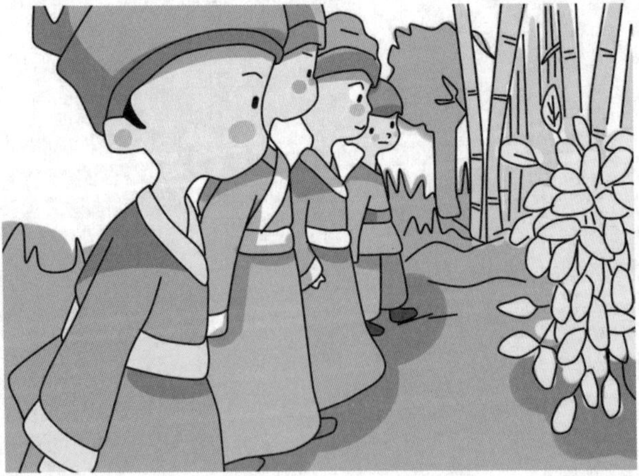

参苓白术散

组成	莲子肉、薏苡仁各9g，白扁豆12g，缩砂仁、桔梗各6g，白茯苓、人参、白术、山药各15g，甘草10g，大枣3枚
功用	益气健脾，渗湿止泻
主治	脾虚夹湿证
方歌	参苓白术扁豆陈，山药甘莲砂薏仁； 桔梗上浮兼保肺，枣汤调服益脾神
趣记	森林里一只白猪跑过，早起的人已宰杀了它，跟山药、扁豆一起炒，人们皆来吃肉，一起止泻
注解	森林里一只白猪跑过——参苓白术散——人参、白茯苓、白术 早起的人已宰杀了它——大枣、薏苡仁、缩砂仁 跟山药、扁豆一起炒——山药、白扁豆、甘草 人们皆来吃肉——桔梗、莲子肉 一起止泻——益气健脾，渗湿止泻

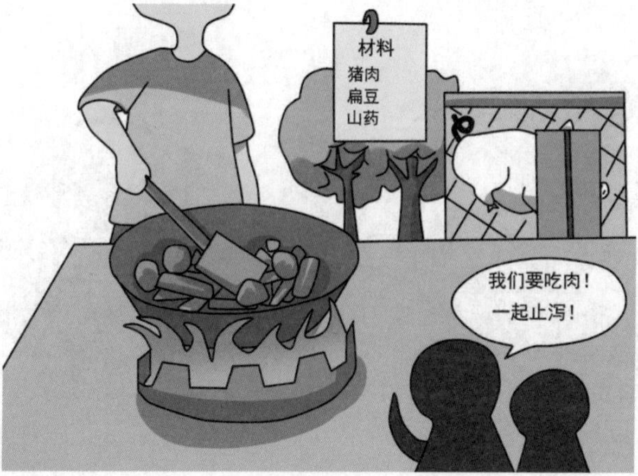

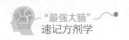

补中益气汤

组成	黄芪18g，炙甘草、人参、白术各9g，当归3g，陈皮、升麻、柴胡各6g
功用	补中益气，升阳举陷
主治	脾胃气虚证，气虚下陷证，气虚发热证
方歌	补中益气芪术陈，升柴参草当归身； 虚劳内伤功独擅，亦治阳虚外感因
趣记	能补益身体的神猪骑着龟，赶披着虎皮的马，一起看太阳升起
注解	补益身体——补中益气汤 神猪骑着龟——人参、白术、黄芪、当归 赶披着虎皮的马——炙甘草、柴胡、陈皮、升麻 一起看太阳升起——补中益气，升阳举陷

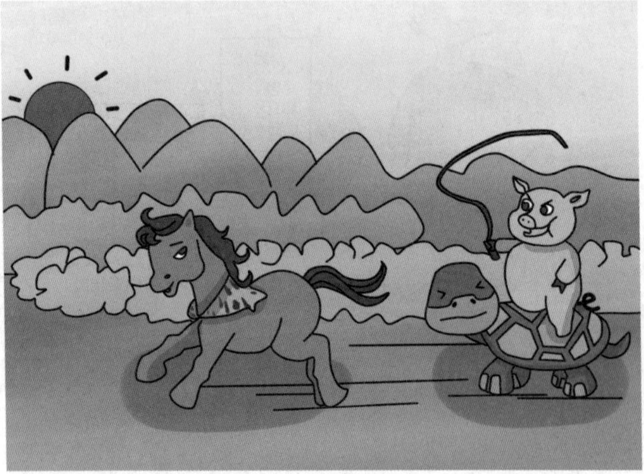

玉屏风散

组成	防风15g，黄芪、白术各30g
功用	益气固表止汗
主治	表虚自汗
方歌	玉屏风散用防风，黄芪相畏效相成； 白术益气更实卫，表虚自汗服之应
趣记	画着白猪和黄旗的屏风没能挡风，汗水随风一起走了
注解	画着白猪和黄旗——白术、黄芪 屏风——玉屏风散 挡风——防风 汗水随风一起走了——益气固表止汗

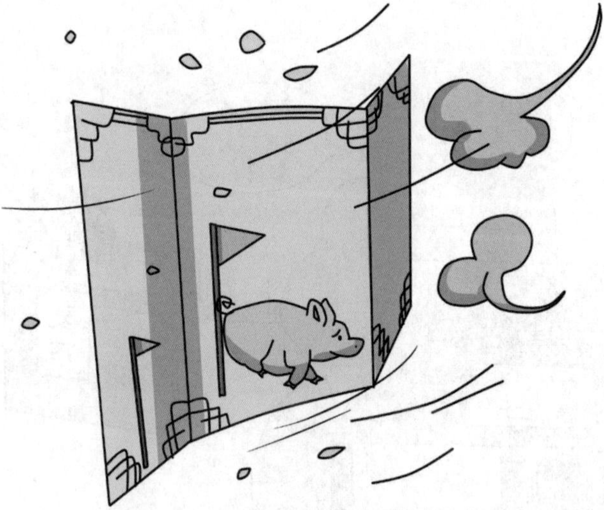

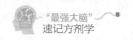

生脉散

组成	人参、麦冬各9g，五味子6g
功用	益气生津，敛阴止汗
主治	温热，暑热伤气耗阴证；久咳肺虚，气阴两虚证
方歌	生脉麦冬五味参，保肺清心治暑淫； 气少汗多兼口渴，病危脉绝急煎斟
趣记	因嫌生长的麦子无味，他们就去买人参，人参有益气、生津、止汗的作用
注解	生长的麦子无味——生脉散——五味子 买人参——麦冬、人参 益气、生津、止汗——益气生津，敛阴止汗

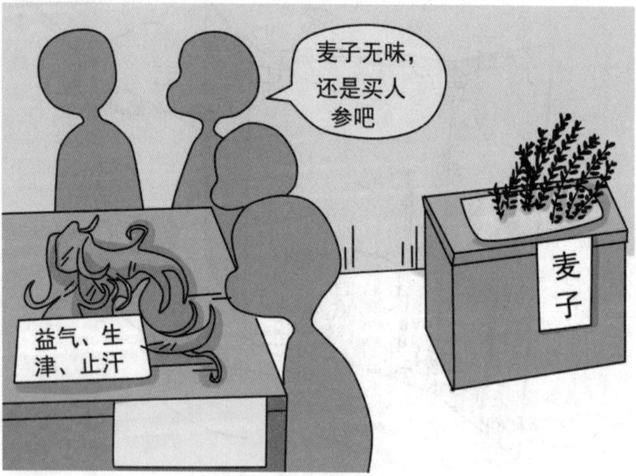

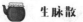

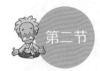

第二节　补血剂

四物汤

组成	熟地黄15g，白芍、当归各9g，川芎6g
功用	补血和营
主治	营血虚滞证
方歌	四物地芍与归芎，血家百病此方通； 补血调血理冲任，加减运用在其中
趣记	当地传说有四位人物，他们擅长补血活血
注解	当地传说——当归、熟地黄、川芎、白芍 四位人物——四物汤 补血活血——补血和营

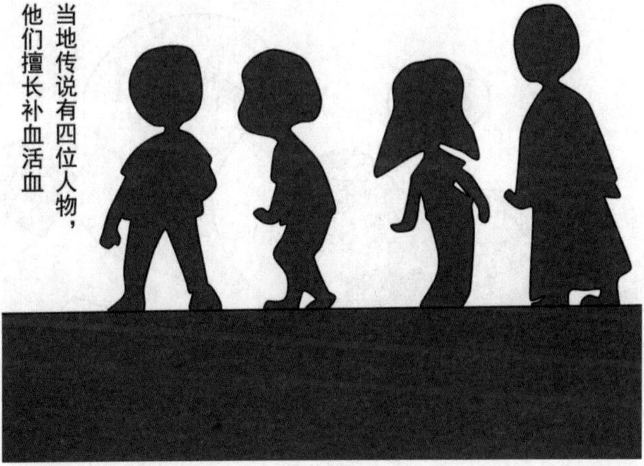
当地传说有四位人物，
他们擅长补血活血

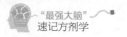

当归补血汤

组成	黄芪30g，当归6g
功用	补气生血
主治	血虚发热证；亦治妇人经期、产后血虚发热头痛，或疮疡溃后，久不愈合者
方歌	当归补血东垣笺，黄芪一两归二钱； 血虚发热口烦渴，脉大而虚此方煎
趣记	每当乌龟不学习时，它的灵魂就会哭泣
注解	乌龟不学习——当归补血汤——当归——补气生血 哭泣——黄芪

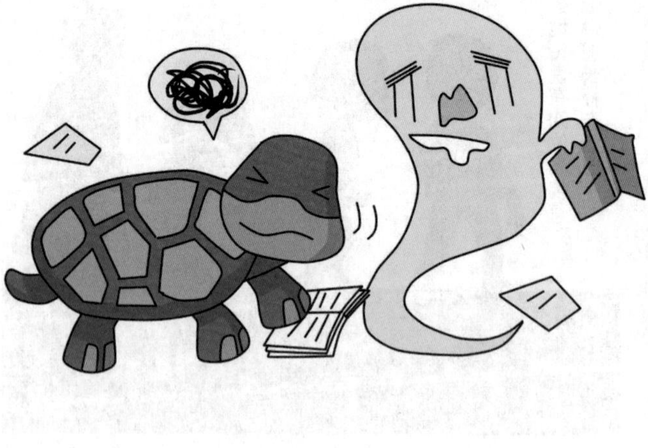

归脾汤

组成	白术 、酸枣仁、黄芪、龙眼肉、茯神各18g，人参、木香各9g，炙甘草6g，当归、远志各3g，生姜 5片，大枣1枚
功用	益气补血，健脾养心
主治	心脾气血两虚证，脾不统血证
方歌	归脾汤用术参芪，归草茯神远志随； 酸枣木香龙眼肉，煎加姜枣益心脾
趣记	初伏将至，四位君子归期尚早，但已带上乌龟皮归来，因为他们远远得知乡里龙眼的香气沁人心脾
注解	初伏将至——茯苓、生姜 四位君子——四君子汤[人参、白术、茯苓（茯神）、炙甘草] 归期尚早——当归、黄芪、大枣 乌龟皮——归脾汤 远远得知乡里龙眼——远志、木香、龙眼肉 香气沁人心脾——益气补血，健脾养心

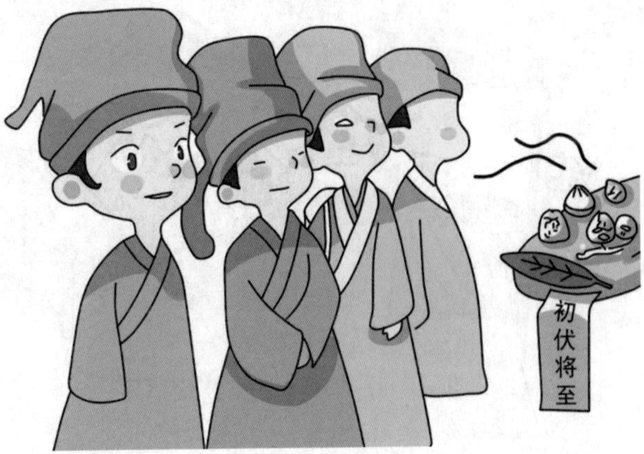

第三节 气血双补剂

八珍汤

组成	人参、白术、茯苓、熟地黄、白芍、当归、川芎各10g，炙甘草5g，生姜3片，大枣5枚
功用	益气补血
主治	气血两虚证
方歌	气血双补八珍汤，四君四物合成方； 煎加姜枣调营卫，气血亏虚服之康
趣记	有人将八颗珍珠分给四位人物，也就是四位君子，让他们一起用于补鞋
注解	八颗珍珠——八珍汤 四位人物——四物汤（当归、熟地黄、川芎、白芍） 四位君子——四君子汤（人参、白术、茯苓、甘草） 一起用于补鞋——益气补血

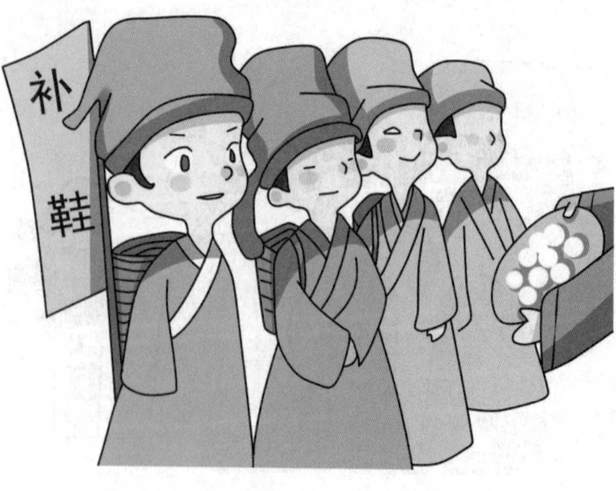

泰山磐石散

组成	人参、黄芩、续断、熟地黄、当归、黄芪各3g，白术、炙甘草、砂仁、糯米、白芍、川芎各2g
功用	益气健脾，养血安胎
主治	堕胎、滑胎
方歌	泰山磐石八珍选，去苓加芪芩断联； 再益砂仁及糯米，妇人胎动可安全
趣记	有个孕妇挑着石山上的八斤沙子和糯米，累得腰都快断了，亲戚去扶她，送她回家好好补气养血安胎
注解	石山——泰山磐石散 八斤沙子和糯米、去扶——八珍汤（当归、熟地黄、川芎、白芍、人参、白术、炙甘草，去茯苓）、砂仁、糯米 断了——续断 亲戚——黄芩、黄芪 补气养血安胎——益气健脾，养血安胎

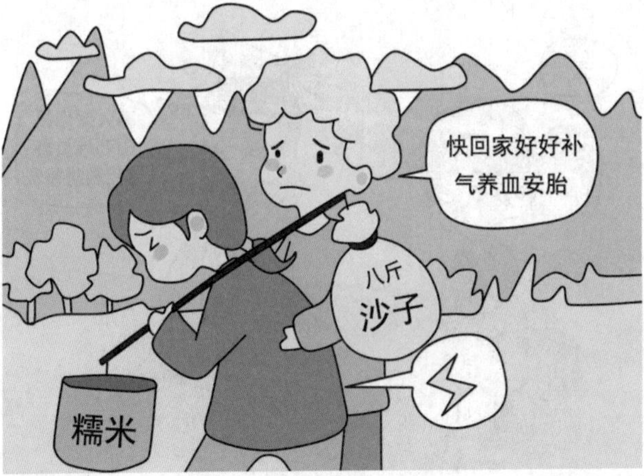

第四节 补阴剂

六味地黄丸

组成	熟地黄24g，山茱萸、山药各12g，泽泻、牡丹皮、茯苓各9g
功用	填精滋阴补肾
主治	肾阴精不足证
方歌	六味地黄益肝肾，茱薯丹泽地苓专； 阴虚火旺加知柏，养肝明目杞菊煎； 若加五味成都气，再入麦冬长寿丸
趣记	侏儒帝皇派人择山药炼灵丹给他滋阴补肾以长个子
注解	侏儒——山茱萸 帝皇——六味地黄丸 择山药炼灵丹——泽泻、山药、茯苓、牡丹皮 滋阴补肾——填精滋阴补肾

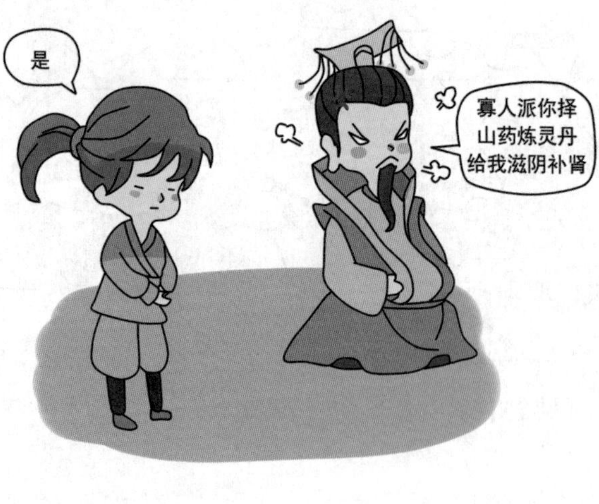

左归丸

组成	熟地黄24g，枸杞子、鹿角胶、菟丝子、山茱萸、山药、龟甲胶各12g，牛膝9g
功用	滋阴补肾，填精益髓
主治	真阴不足证
方歌	左归丸用大熟地，枸杞萸肉薯牛膝； 龟鹿二胶菟丝入，补阴填精功效齐
趣记	归途的左边，山地里牛鹿成群，有个身披龟甲的人在杀兔子，真是猪狗不如，阴风一吹，那个人的精髓（魂魄）就被带走了
注解	归途的左边——左归丸 山地里牛鹿成群——山药、熟地黄、牛膝、鹿角胶 身披龟甲的人在杀兔子——龟甲胶、菟丝子 猪狗不如——山茱萸、枸杞子 阴风、精髓——滋阴补肾，填精益髓

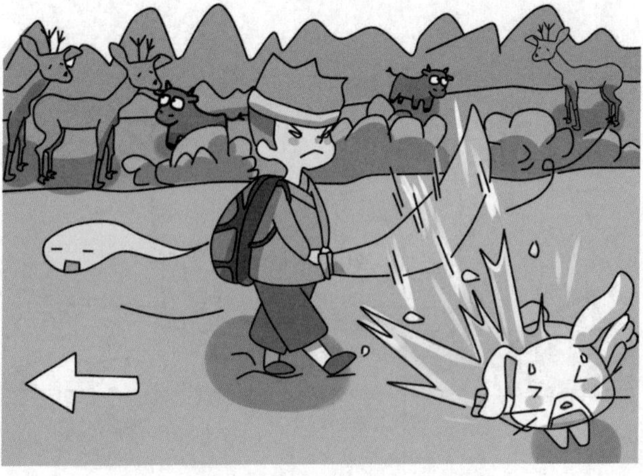

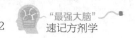

大补阴丸

组成	熟地黄、龟甲各18g，知母、黄柏各12g，猪脊髓、蜂蜜适量
功用	滋阴降火
主治	阴虚火旺证
方歌	大补阴丸熟地黄，龟甲知柏合成方； 猪髓蒸熟炼蜜丸，滋阴降火效力强
趣记	一颗大药丸掉到了地板下面，黄白花纹的母猪秘密拱地板，找回药丸来滋阴降火
注解	大药丸——大补阴丸 黄白花纹的母猪秘密拱地板——黄柏、知母、猪脊髓、蜂蜜、熟地黄、龟甲（龟板） 滋阴降火——滋阴降火

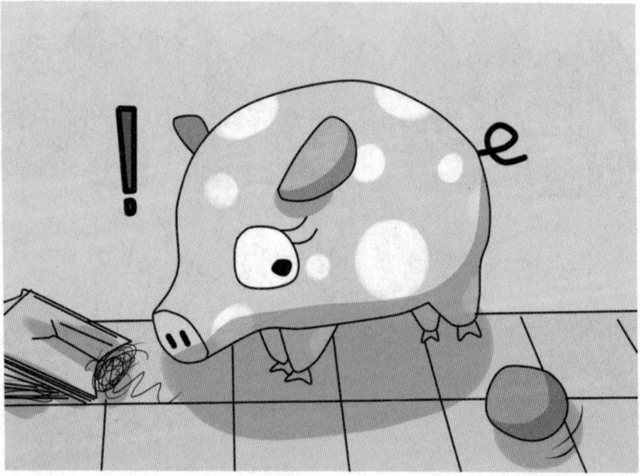

一贯煎

组成	生地黄18g，北沙参、枸杞子、麦冬、当归各9g，川楝子6g
功用	滋阴疏肝
主治	肝肾阴虚，肝气郁滞证
方歌	一贯煎中用地黄，沙参枸杞麦冬襄； 当归川楝水煎服，阴虚肝郁是妙方
趣记	为了买一个罐子，当地有个人在树干旁阴凉处偷偷杀狗，并廉价卖掉
注解	一个罐子——一贯煎 当地、杀狗、廉价卖掉——当归、生地黄、北沙参、枸杞子、川楝子、麦冬 树干旁阴凉处——疏肝滋阴

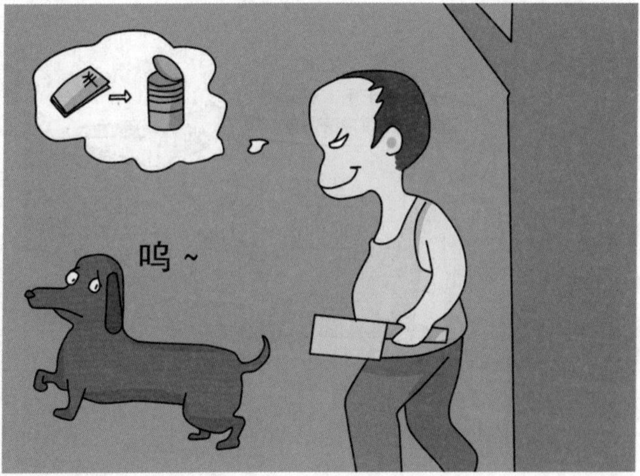

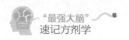

百合固金汤

组成	百合 、贝母、麦冬各6g，白芍、玄参、桔梗、甘草各3g，生地黄、当归身、熟地黄各9g
功用	滋润肺肾，止咳化痰
主治	肺肾阴亏，虚火上炎证
方歌	百合固金二地黄，玄参贝母桔甘藏； 麦冬芍药当归配，喘咳痰血肺家伤
趣记	古井旁，介绍员和二弟（二地）干杯庆祝卖完乌龟，突然飞出一辆坦克
注解	古井——百合固金汤 介绍员和二弟（二地）干杯庆祝卖完乌龟——桔梗、白芍、玄参（元参）、生地黄、熟地黄、甘草、贝母、麦冬、当归身 飞出一辆坦克——滋润肺肾，止咳化痰

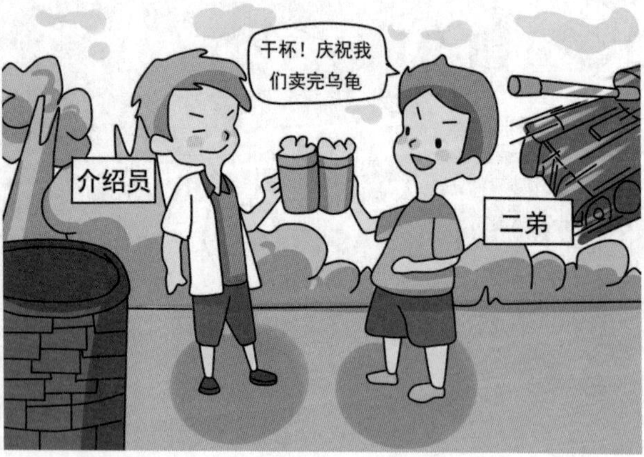

益胃汤

组成	冰糖3g，玉竹4.5g，沙参9g，麦冬、生地黄各15g
功用	养阴益胃
主治	胃阴不足证
方歌	益胃汤能养胃阴，冰糖玉竹与沙参； 麦冬生地同煎服，甘凉滋润生胃津
趣记	一大家子人围满桌子，玉皇大帝为养活一大家子，兼职卖砂糖
注解	一大家子人围满——益胃汤 玉皇大帝、卖砂糖——玉竹、生地黄、麦冬、沙参、冰糖 养活一大家子——养阴益胃

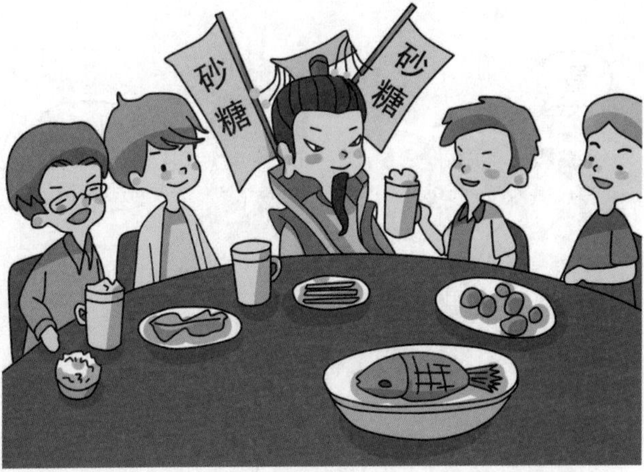

第五节 补阳剂

肾气丸

组成	干地黄24g，山药、山茱萸各12g，炮附子、桂枝各3g，牡丹皮、茯苓、泽泻各9g
功用	补肾助阳，化生肾气
主治	肾阳气不足证
方歌	金匮肾气治肾虚，地黄怀药及山萸； 丹皮苓泽加附桂，引火归原热下趋
趣记	侏儒皇帝得了富贵病，不住地生气，他派人择山药炼灵丹治病
注解	侏儒皇帝得了富贵病——山茱萸、干地黄、附子、桂枝 不住地生气——肾气丸——补肾助阳，化生肾气 择山药炼灵丹——泽泻、山药、茯苓、牡丹皮

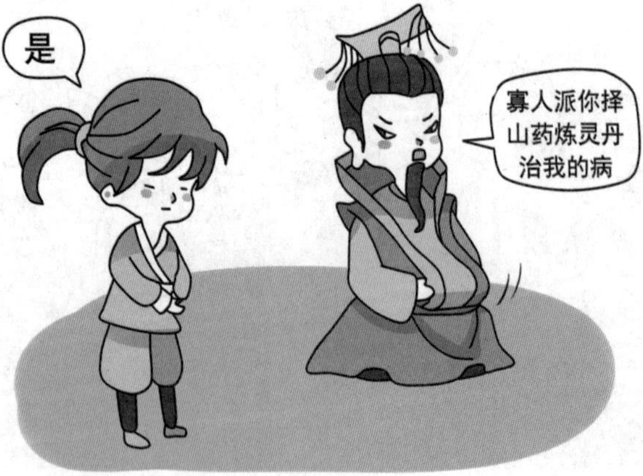

右归丸

组成	熟地黄24g，制附子、肉桂6g，杜仲、鹿角胶、枸杞子、山药、菟丝子各12g，山茱萸、当归各9g
功用	温补肾阳，填精益髓
主治	肾阳不足，命门火衰证
方歌	右归丸中地附桂，山药茱萸菟丝归； 杜仲鹿胶枸杞子，益火之源此方魁
趣记	狗、兔、鹿晚上从右门归府中，要熟鱼肉吃，主人说不养它们了，它们在天井边睡到天亮
注解	狗、兔、鹿——枸杞子、菟丝子、鹿角胶 晚上从右门归府中——右归丸——当归、附子、杜仲 要熟鱼肉吃——山药、熟地黄、山茱萸、肉桂 不养、在天井边睡——温补肾阳，填精益髓

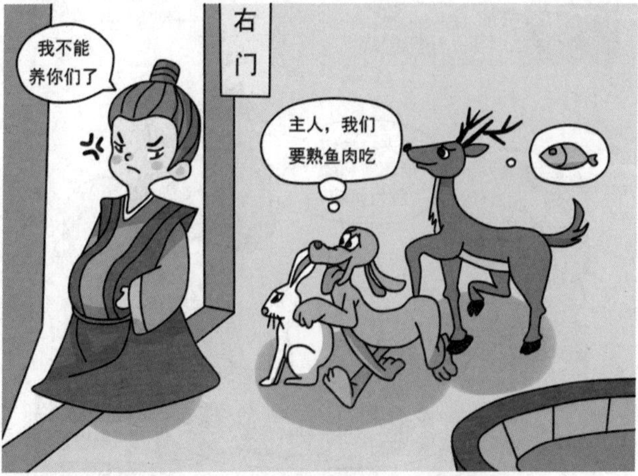

第六节 阴阳并补剂

地黄饮子

组成	熟地黄18～30g，远志、白茯苓、肉桂、麦冬、炮附子、五味子、石菖蒲各6g，山茱萸、肉苁蓉、石斛、巴戟天各9g，薄荷2g，生姜5片，大枣1枚
功用	滋肾阴，补肾阳，开窍化痰
主治	喑痱
方歌	地黄饮子山萸斛，麦味菖蒲远志茯； 苁蓉桂附巴戟天，少入薄荷姜枣服
趣记	皇帝妹子从远东奔赴沪地，只为了尝爱八卦的贵妇用姜枣炖的鱼为何味。这种鱼可以开窍化痰，吃完声音就不一样了
注解	皇帝妹子——地黄饮子 从远东奔赴沪地——肉苁蓉、远志、麦冬、白茯苓、石斛、熟地黄 尝爱八卦的贵妇用姜枣炖的鱼为何味——石菖蒲、巴戟天、肉桂、附子、生姜、大枣、山茱萸、薄荷、五味子 开窍化痰、声音就不一样了——滋肾阴，补肾阳，开窍化痰

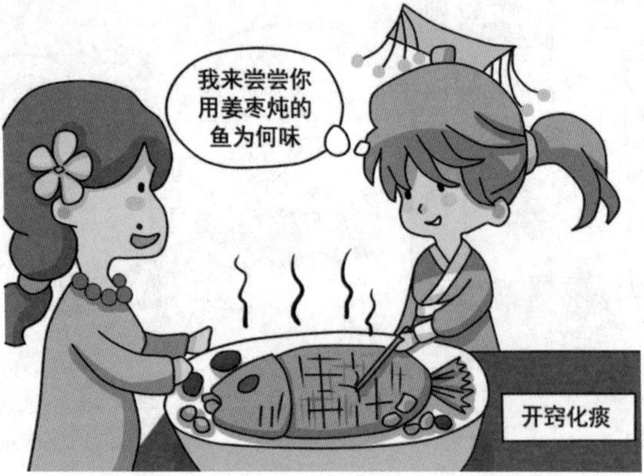
我来尝尝你用姜枣炖的鱼为何味
开窍化痰

龟鹿二仙胶

组成	龟甲2500g，鹿角5000g，人参450g，枸杞子900g
功用	滋阴填精，益气壮阳
主治	真元虚损，精血不足证
方歌	龟鹿二仙最守真，补人三宝精气神； 人参枸杞和龟鹿，益寿延年实可珍
趣记	龟仙人和鹿仙人婚后生下一子，天天给他滋阴、壮阳
注解	龟仙人和鹿仙人——龟鹿二仙胶——龟甲、鹿角 生下一子——人参、枸杞子 滋阴、壮阳——滋阴填精，益气壮阳

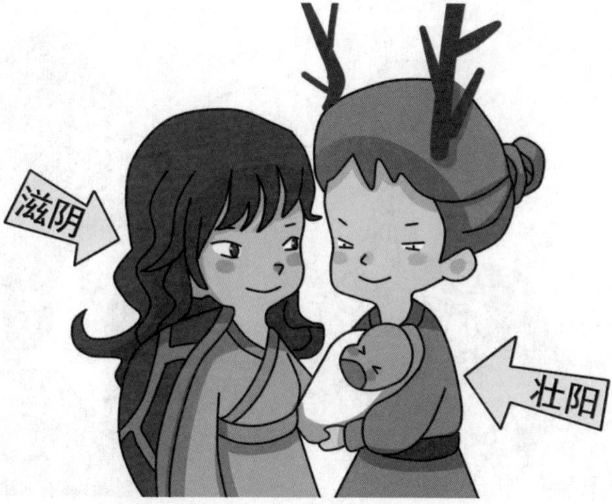

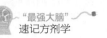

七宝美髯丹

组成	赤、白何首乌各500g，赤、白茯苓各500g，菟丝子、枸杞子、当归、牛膝各250g，补骨脂120g
功用	补益肝肾，乌发壮骨
主治	肝肾不足证
方歌	七宝美髯何首乌，菟丝牛膝茯苓俱； 骨脂枸杞当归合，专益肝肾精血虚
趣记	为了让妻子保持美丽容颜，他拎着排骨和兔子骑着牛归房屋，熬汤给妻子喝，以补肝肾、乌发壮骨
注解	让妻子保持美丽容颜——七宝美髯丹 拎着排骨和兔子骑着牛归房屋——茯苓、补骨脂、菟丝子、枸杞子、牛膝、当归、何首乌 补肝肾、乌发壮骨——补益肝肾，乌发壮骨

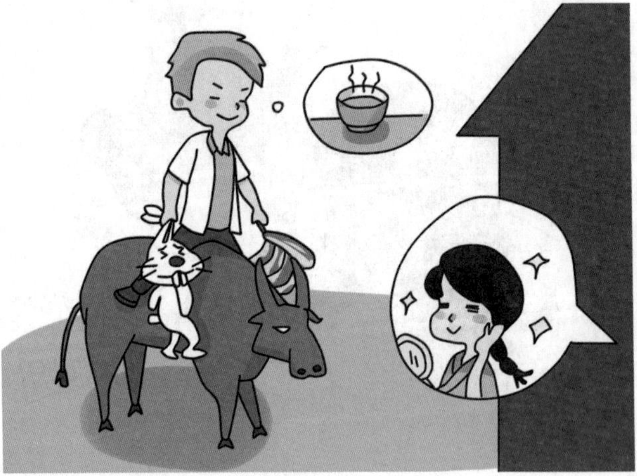

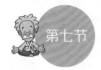

第七节　气血阴阳并补剂

炙甘草汤

组成	炙甘草12g，人参、阿胶各6g，生姜、桂枝各9g，麦冬、火麻仁各10g，生地黄20g，大枣10枚，清酒适量
功用	滋阴养血，益气温阳，复脉定悸
主治	阴血不足、阳气虚弱证，虚劳肺痿
方歌	炙甘草汤参姜桂，麦冬生地与麻仁； 大枣阿胶加酒服，虚劳肺痿效如神
趣记	阿妈买草地养蝎子和羊，贵大人与其干生气不如就复买一块地定居吧
注解	阿妈买草地——炙甘草汤——阿胶、火麻仁、麦冬、炙甘草、生地黄 养蝎子和羊——滋阴养血，益气温阳 贵大人、生气——桂枝、大枣、人参、生姜 就复买一块地定居——清酒——复脉定悸

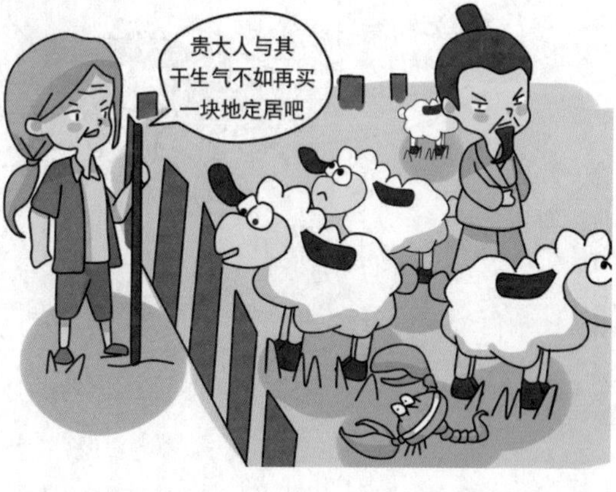

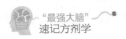

补天大造丸

组成	人参100g，黄芪、白术各150g，当归、酸枣仁、白芍、远志、茯苓、山药各75g，龟甲400g，鹿角500g，紫河车1个，枸杞子、熟地黄各200g
功用	补五脏虚损
主治	虚劳
方歌	补天大造治虚劳，参芪术归枣白芍； 龟鹿用胶河车远，枸杞熟地苓山药
趣记	当地的少主和夫人在一起找一面女娲补天时用过的旗帜，路上要爬山和骑龟过河，找到时旗帜已经又脏又破了，需要修补一番
注解	当地的少主和夫人在一起找、旗帜——当归、熟地黄、白芍、白术、茯苓、人参、黄芪、酸枣仁、枸杞子、远志 女娲补天——补天大造丸 路上要爬山和骑龟过河——鹿角、山药、龟甲、紫河车 又脏又破、修补——补五脏虚损

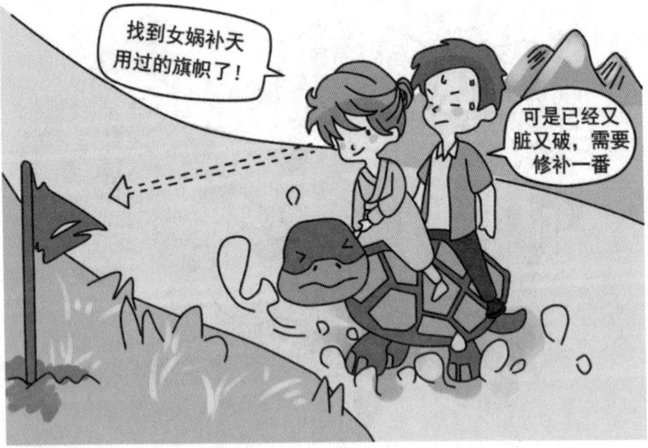

第九章

固涩剂

固涩剂
- 固表止汗剂——牡蛎散
- 敛肺止咳剂——九仙散
- 涩肠固脱剂
  - 真人养脏汤
  - 四神丸
  - 桃花汤
- 涩精止遗剂
  - 金锁固精丸
  - 桑螵蛸散
  - 缩泉丸
- 固崩止带剂
  - 固冲汤
  - 易黄汤

第一节 固表止汗剂

牡蛎散

组成	牡蛎、黄芪、小麦、麻黄根 各15g
功用	敛阴止汗，益气固表
主治	自汗、盗汗证
方歌	牡蛎散内用黄芪，浮麦麻黄根最宜； 自汗盗汗心液损，固表敛汗见效奇
趣记	骑马买牡蛎，热得飙了一脸的汗
注解	骑马买牡蛎——牡蛎散——黄芪、麻黄根、小麦、牡蛎 飙了一脸的汗——敛阴止汗，益气固表

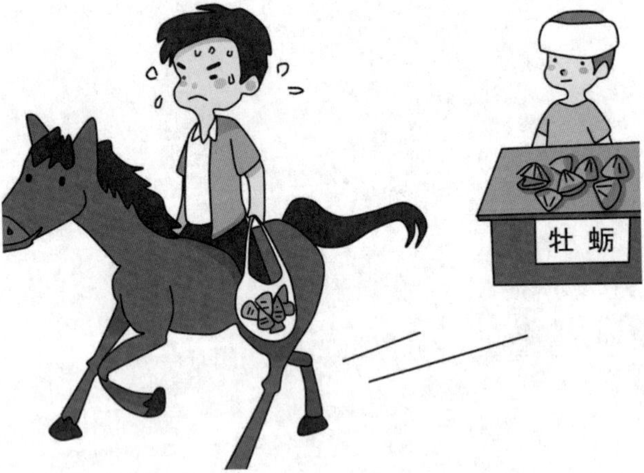

第二节 敛肺止咳剂

九仙散

组成	罂粟壳、贝母各6g，人参、阿胶、乌梅、五味子、款冬花、桑白皮、桔梗各12g
功用	敛肺止咳，益气养阴
主治	久咳伤肺，气阴两伤证
方歌	九仙散中罂粟君，参胶梅味共为臣； 款冬贝桑桔佐使，敛肺止咳益气阴
趣记	酒仙在樱花树上拿着杯子喝人参酒，这种酒养阴，止住了他的咳嗽；五个孩子在树下看花，乌鸦在街上叫
注解	酒仙——九仙散 在樱花树上拿着杯子喝人参酒——罂粟壳、款冬花、贝母、人参 养阴、止住了他的咳嗽——敛肺止咳，益气养阴 五个孩子——五味子 乌鸦在街上叫——乌梅、桔梗、桑白皮、阿胶

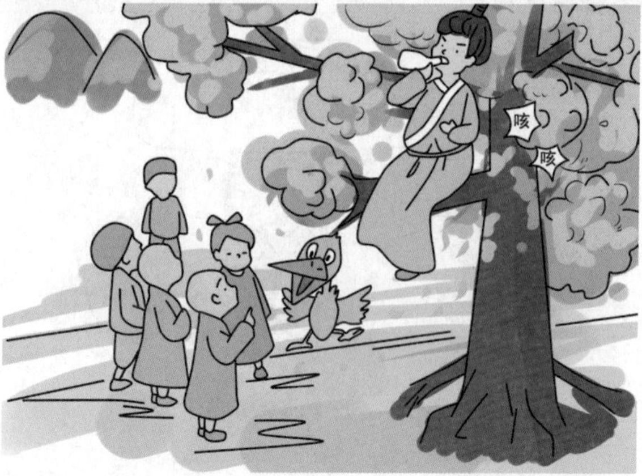

第三节 涩肠固脱剂

真人养脏汤

组成	诃子9g，罂粟壳、人参、炙甘草、当归、肉桂、白术各6g，肉豆蔻8g，白芍12g，木香3g
功用	涩肠固脱，温补脾肾
主治	久泻久痢，脾肾虚寒证
方歌	真人养脏诃粟壳，肉蔻当归桂木香； 术芍参甘为涩剂，脱肛久痢早煎尝
趣记	真人对穆桂英说："草寇要回归深山里作恶，我们可诛杀他们，我不批准把他们绑牢固防止逃脱这一方案。"
注解	真人——真人养脏汤 穆桂英——木香、肉桂、罂粟壳 草寇要回归深山——炙甘草、肉豆蔻、当归、人参 可诛杀——诃子、白术、白芍 我不批准——温补脾肾 牢固、逃脱——涩肠固脱

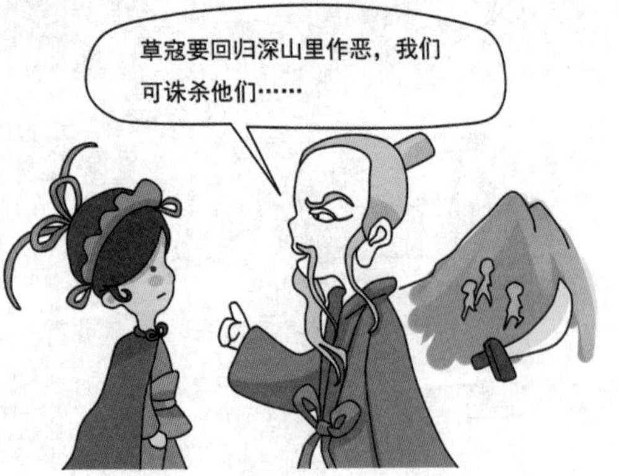
草寇要回归深山里作恶，我们可诛杀他们……

四神丸

组成	补骨脂12g，吴茱萸3g，肉豆蔻、五味子、生姜各6g，大枣10枚
功用	温肾暖脾，固肠止泻
主治	脾肾阳虚之五更泄泻
方歌	四神故纸吴茱萸，肉蔻五味四般需； 大枣百枚姜八两，五更肾泄火衰扶
趣记	死神镰刀上挂着一块姜枣炖的扣肉，它能暖脾肾，止腹泻；跟随的五位侏儒手举骨头
注解	死神——四神丸 姜枣炖的扣肉——生姜、大枣、肉豆蔻 暖脾肾，止腹泻——温肾暖脾，固肠止泻 五位侏儒手举骨头——五味子、吴茱萸、补骨脂

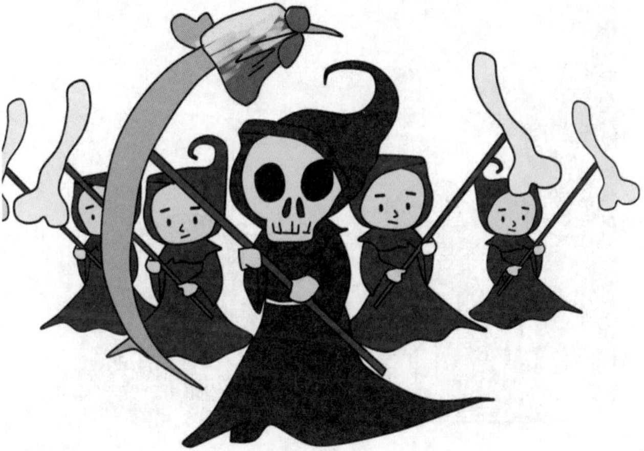

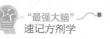

桃花汤

组成	赤石脂20g，干姜12g，粳米15g
功用	涩肠止痢，温中散寒
主治	虚寒痢
方歌	桃花汤中赤石脂，干姜粳米共用之； 虚寒下痢便脓血，温涩止痢服之宜
趣记	桃花树下，干将喂红狮子吃米饭，米饭驱散了寒冷，止住了痢疾
注解	桃花树——桃花汤 干将喂红狮子吃米饭——干姜、赤石脂、粳米 驱散了寒冷，止住了痢疾——温中散寒，涩肠止痢

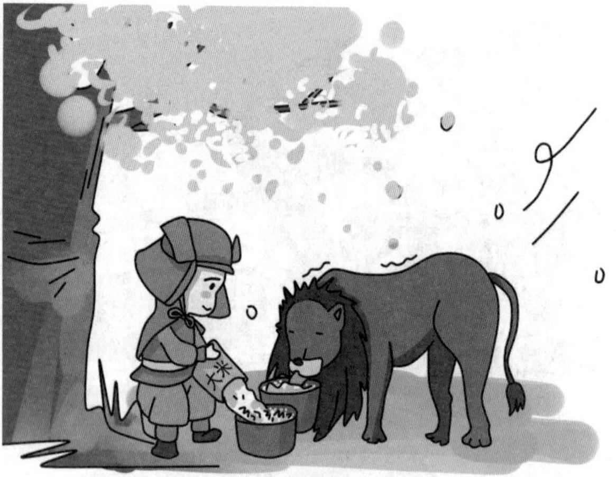

第四节 涩精止遗剂

金锁固精丸

组成	芡实、沙苑子、莲须各12g，龙骨、牡蛎、莲子肉各6g
功用	补肾固精
主治	肾虚不固之遗精
方歌	金锁固精芡实研，莲须龙牡沙苑填； 莲粉糊丸盐汤下，肾虚精滑此方先
趣记	某人用金锁把龙骨和牡蛎锁住了，而他捡拾的几粒莲须和莲子肉不慎掉古井里了
注解	金锁——金锁固精丸 龙骨和牡蛎——龙骨、牡蛎 捡拾——芡实 几粒莲须和莲子肉——沙苑子（沙苑蒺藜）、莲须、莲子肉 不慎掉古井——补肾固精

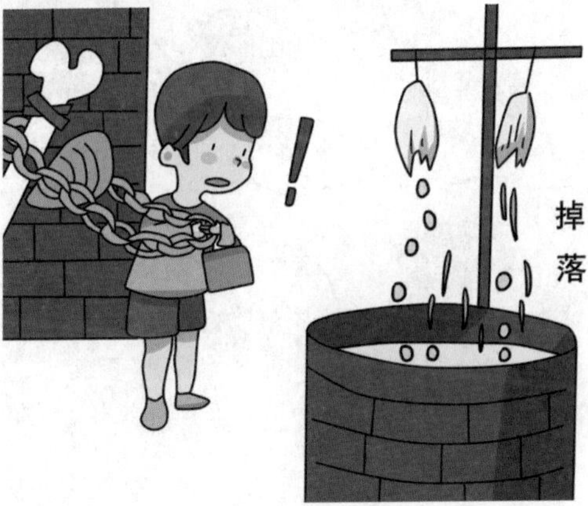

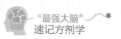

桑螵蛸散

组成	桑螵蛸、远志、石菖蒲、龙骨、人参、茯神、当归、龟甲各10g
功用	调补心肾，涩精止遗
主治	心肾两虚证
方歌	桑螵蛸散用龙龟，参茯菖远及当归； 尿频遗尿精不固，滋肾宁心法勿违
趣记	螳螂和神龙漂泊远方，仆人归家补心肾、治遗精
注解	螳螂——桑螵蛸（螳螂的卵块）散——桑螵蛸 神龙漂泊远方——茯神、龙骨、远志 仆人归家——石菖蒲、人参、当归、龟甲 补心肾、治遗精——调补心肾，涩精止遗

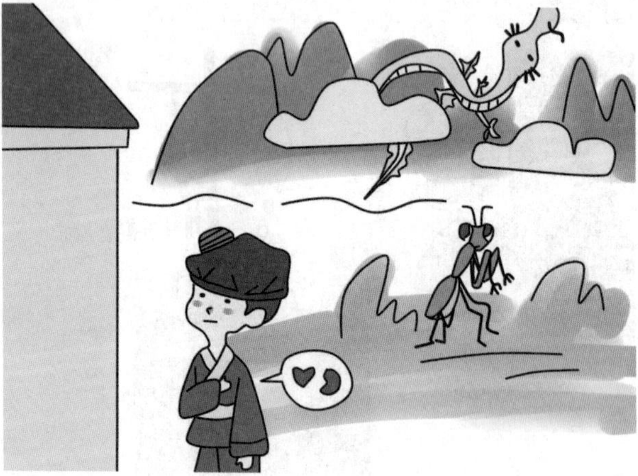

缩泉丸

组成	天台乌药、益智仁各9g，山药6g
功用	温肾祛寒，缩尿止遗
主治	膀胱虚寒证
方歌	缩泉丸治小便频，膀胱虚寒遗尿斟； 乌药益智各等分，山药糊丸效更珍
趣记	山上泉水边的一只乌鸦益智后甚至学会了控制排尿
注解	山上——山药 泉水——缩泉丸 乌鸦益智——天台乌药、益智仁 甚至、控制排尿——温肾祛寒，缩尿止遗

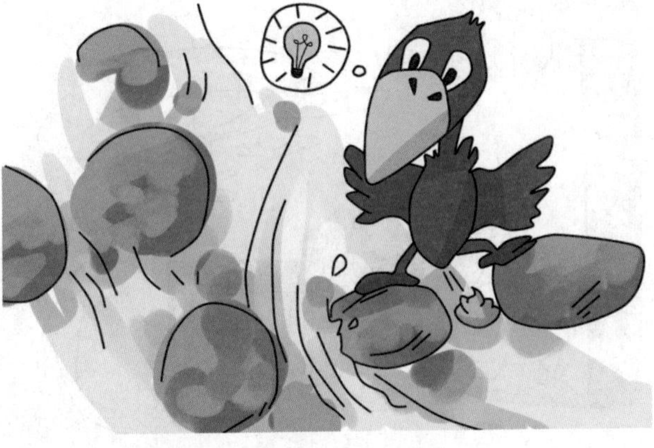

第五节 固崩止带剂

固冲汤

组成	白术30g，棕榈炭6g，黄芪18g，山茱萸、煅龙骨、煅牡蛎各24g，茜草9g，五倍子1.5g，白芍、海螵蛸各12g
功用	益气健脾，固冲摄血
主治	脾肾虚弱，冲脉不固证
方歌	固冲术芪山萸芍，龙牡棕炭海螵蛸； 茜草五倍水煎服，益气固冲功效高
趣记	龙母牵着白猪在棕树下烧鱼肉，树下摆着一个放了五个杯子的棋盘，突然海啸来了，正好可以一起冲浪
注解	龙母牵着白猪在棕树下烧鱼肉——龙骨、牡蛎、茜草、白术、棕榈炭、白芍、山茱萸（山萸肉） 五个杯子、棋、海啸——五倍子、黄芪、海螵蛸 一起冲浪——固冲汤——益气健脾，固冲摄血

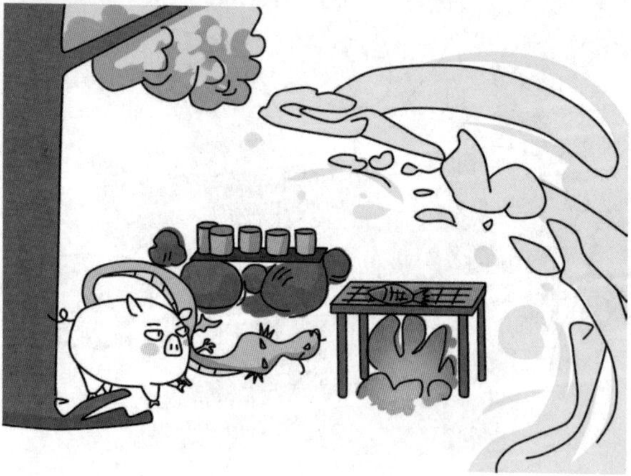

易黄汤

组成	山药、炒芡实各30g，白果12g，黄柏6g，车前子3g
功用	补益脾肾，清热祛湿，收涩止带
主治	脾肾虚弱，湿热带下
方歌	易黄山药与芡实，白果黄柏车前子； 能消带下黏稠秽，补肾清热又祛湿
趣记	一位皇帝要十车白果和黄果，他有权去审批果子的质量，如果质量不过关他就会派人去搜查逮捕责任人
注解	一位皇帝——易黄汤 要十车白果和黄果——山药、炒芡实、车前子、白果、黄柏 去审批、搜查逮捕——补益脾肾，清热祛湿，收涩止带

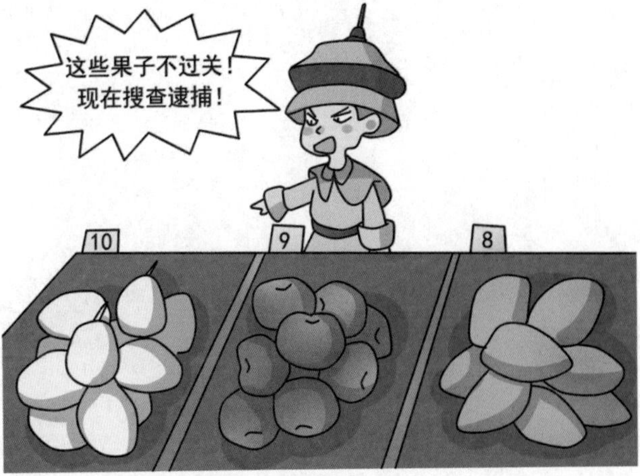

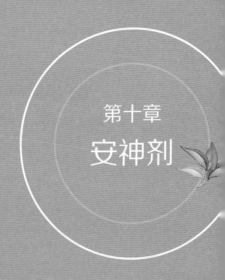

第十章 安神剂

- 安神剂
  - 重镇安神剂
    - 朱砂安神丸
    - 磁朱丸（原名神曲丸）
  - 补养安神剂
    - 天王补心丹
    - 酸枣仁汤
    - 甘麦大枣汤
    - 养心汤

第一节 重镇安神剂

朱砂安神丸

组成	朱砂、黄连、甘草各15g，当归8g，生地黄6g
功用	镇心安神，清热养血
主治	心火亢盛，阴血不足证
方歌	朱砂安神东垣方，归连甘草合地黄； 怔忡不寐心烦乱，养阴清热可复康
趣记	朱砂能镇心安神，有人用它在皇帝脸上画了一点，等干了后还有清热养血的作用
注解	朱砂能镇心安神——朱砂安神丸——镇心安神 在皇帝脸上画了一点——生地黄、黄连 等干了——甘草 清热养血——清热养血

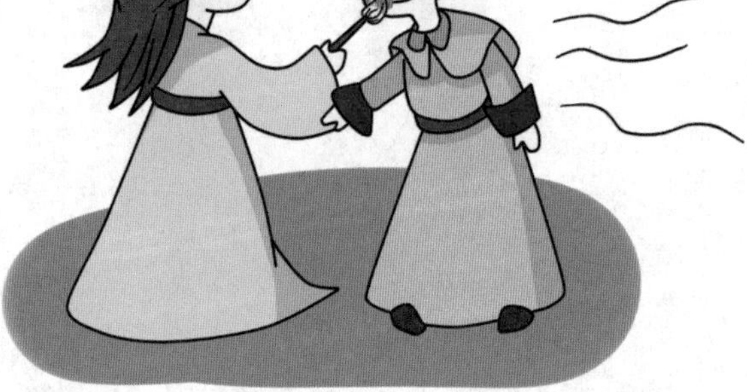

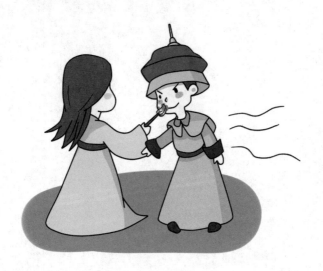

磁朱丸

组成	磁石60g，朱砂30g，神曲120g
功用	重镇安神，交通心肾
主治	心肾不交证
方歌	磁朱丸中有神曲，安神潜阳治目疾； 心悸失眠皆可用，癫狂痫症服之宜
趣记	雌猪弹的神曲能让人安心养神
注解	雌猪弹的神曲——磁朱丸——磁石、朱砂、神曲 安心养神——重镇安神，交通心肾

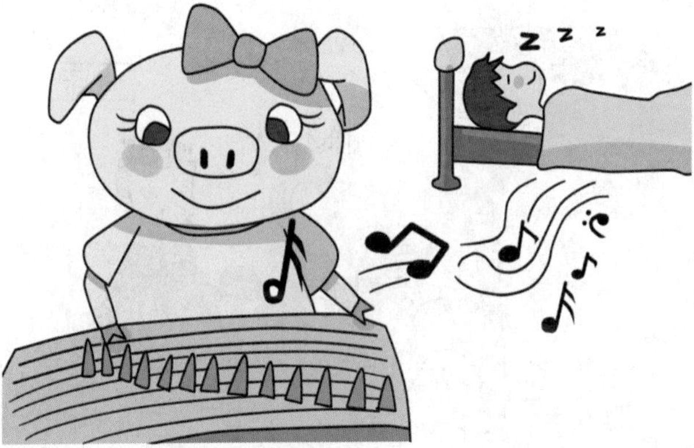

第二节 补养安神剂

天王补心丹

组成	柏子仁、酸枣仁、当归、天冬、麦冬各9g，生地黄12g，朱砂9～15g，人参、丹参、玄参、桔梗、五味子、远志、茯苓各5g
功用	滋阴养血，补心安神
主治	阴虚血少，神志不安证
方歌	补心丹用柏枣仁，二冬生地当归身； 三参桔梗朱砂味，远志茯苓共养神
趣记	托塔李天王和皇帝二人在冬至归天门时，皆服三升麦，多出的喂猪羊，再取羊血来补心安神
注解	托塔李天王——天王补心丹 皇帝二人在冬至归天门——生地黄、柏子仁、酸枣仁、麦冬、远志、当归、天冬（天门冬） 皆服三升——桔梗、茯苓、人参、丹参、玄参 多出的喂猪——五味子、朱砂 取羊血来补心安神——滋阴养血，补心安神

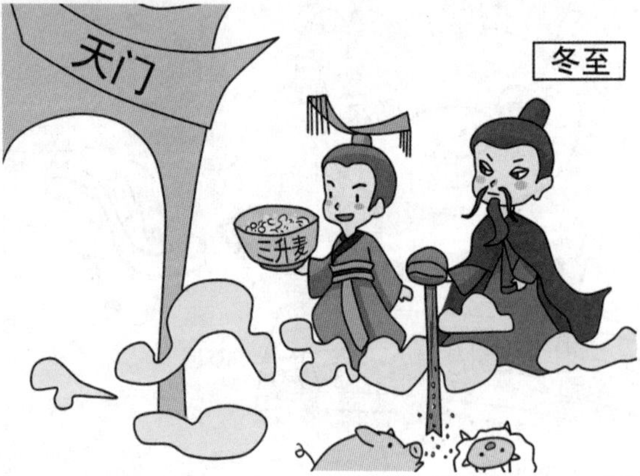

酸枣仁汤

组成	酸枣仁15g，川芎、知母、茯苓各6g，甘草3g
功用	养血安神，清热除烦
主治	肝血不足，虚热内扰之虚烦不眠证
方歌	酸枣仁汤治失眠，川芎知草茯苓煎； 养血除烦清虚热，安然入睡梦乡甜
趣记	吃了酸枣仁后，戴着铃铛的母熊找草来解酸，路遇一摊羊血，这让它很烦躁，只好闭目安神以除烦
注解	吃了酸枣仁——酸枣仁汤 戴着铃铛的母熊找草来解酸——茯苓、知母、川芎、甘草、酸枣仁 路遇一摊羊血——养血安神 闭目安神以除烦——养血安神，清热除烦

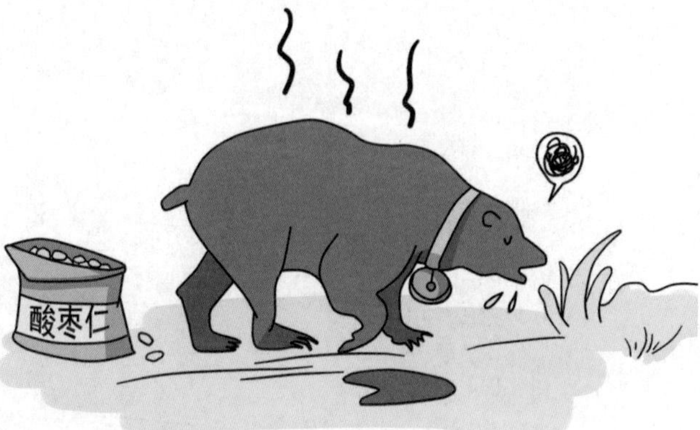

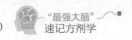

甘麦大枣汤

组成	甘草9g，小麦15g，大枣10枚
功用	养心安神，和中缓急
主治	脏躁
方歌	金匮甘麦大枣汤，妇人脏躁喜悲伤； 精神恍惚常欲哭，养心安神效力彰
趣记	方剂名即包含了所用药物

养心汤

组成	炙甘草12g，黄芪、白茯苓、茯神、半夏、当归、川芎各15g，人参、柏子仁、远志、肉桂、五味子、酸枣仁各8g，生姜5片，大枣2枚
功用	补益气血，养心安神
主治	气血不足，心神不宁证
方歌	养心汤用草芪参，二茯芎归柏子寻； 夏曲远志兼桂味，再加酸枣总宁心
趣记	为了养心养气血，神灵二人夏至骑熊远归深山，用姜枣炒五花肉
注解	养心养气血——养心汤——补益气血，养心安神 神灵二人夏至骑熊远归深山——茯神、白茯苓、柏子仁、酸枣仁、半夏、黄芪、川芎、远志、当归、人参 用姜枣炒五花肉——生姜、大枣、炙甘草、五味子、肉桂

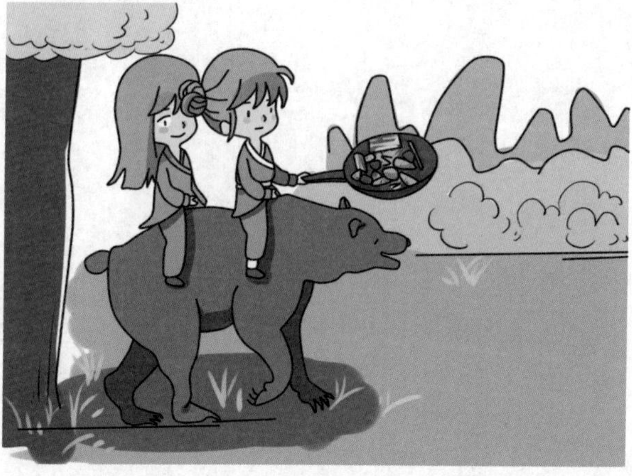

第十一章

开窍剂

- 开窍剂
  - 凉开剂
    - 安宫牛黄丸
    - 紫雪
    - 至宝丹
    - 抱龙丸
  - 温开剂——苏合香丸

第一节 凉开剂

安宫牛黄丸

组成	牛黄、郁金、犀角（水牛角代）、黄连、朱砂、栀子、雄黄、黄芩各30g，珍珠15g，冰片、麝香各7.5g，金箔为衣
功用	清热解毒，豁痰开窍
主治	邪热内陷心包证
方歌	安宫牛黄开窍方，芩连栀郁朱雄黄； 犀角珍珠冰麝香，热闭心包功效良
趣记	牛魔王率领雄兵勤练射犀牛，只欲得到珍珠金箔衣，这件衣服能开孔窍解热毒
注解	牛魔王——安宫牛黄丸 雄兵勤练射犀牛——雄黄、冰片、黄芩、黄连、麝香、犀角（水牛角代）、牛黄 只欲得到珍珠金箔衣——栀子、郁金、珍珠、朱砂、金箔 开孔窍解热毒——清热解毒，豁痰开窍

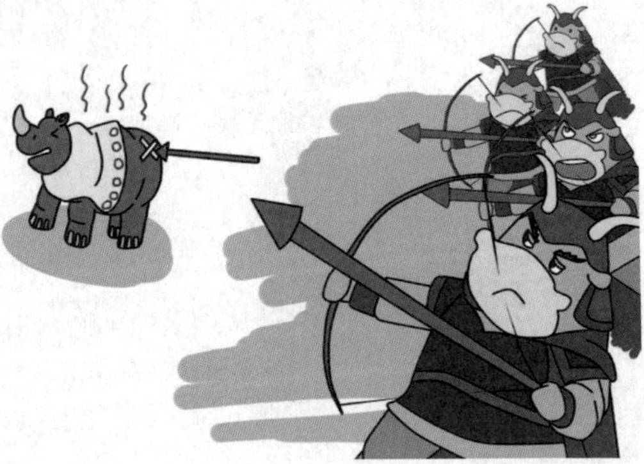

紫雪

组成	黄金3000g，寒水石、石膏、磁石、滑石各1500g，玄参500g，羚羊角、犀角（水牛角代）、沉香、青木香各150g，升麻250g，丁香30g，炙甘草240g，麝香1.5g，芒硝5000g，硝石1000g，朱砂90g
功用	清热开窍，息风止痉
主治	热闭心包，热盛动风证
方歌	紫雪犀羚朱朴硝，硝磁寒水滑和膏； 丁沉木麝升玄草，更用赤金法亦超
趣记	为了止血止痉，戴金链的老人买了四箱生猪肉，报销了五十元两角钱，老人很高兴便撬开箱子请客
注解	为了止血止痉——紫雪——息风止痉 戴金链的老人买了四箱生猪肉——黄金、炙甘草（国老）、沉香、木香、丁香、麝香、升麻、朱砂 报销了五十元两角钱——芒硝、寒水石、石膏、磁石、滑石、硝石、玄参（元参）、羚羊角、犀角（水牛角代） 撬开箱子请客——清热开窍

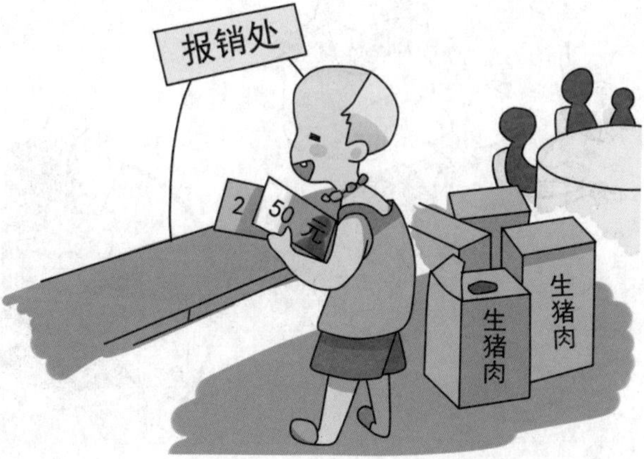

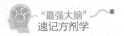

至宝丹

组成	犀角（水牛角代）、生玳瑁、琥珀、朱砂、雄黄、安息香各30g，牛黄、龙脑、麝香各0.3g，金箔、银箔各50片
功用	清热开窍，化浊解毒
主治	痰热内闭心包证
方歌	至宝朱砂麝息香，雄黄犀角与牛黄； 金银二箔煎龙脑，琥珀还同玳瑁良
趣记	为了夺取金银财宝，雄牛射龙杀虎，然后欣喜地给自己的角带上金银，突然间开窍学会解毒
注解	金银财宝——至宝丹 雄牛射龙杀虎——雄黄、牛黄、麝香、龙脑、朱砂、琥珀 欣喜地给自己的角带上金银——安息香、犀角（水牛角代）、生玳瑁、金箔、银箔 开窍学会解毒——清热开窍，化浊解毒

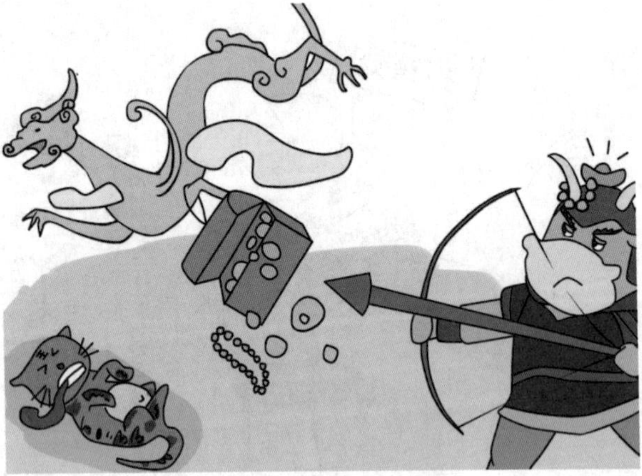

抱龙丸

组成	天竺黄30g，雄黄3g，朱砂、麝香各15g，天南星120g
功用	清热化痰，开窍安神
主治	小儿惊急，痰热闭窍之证
方歌	抱龙丸用天竺黄，雄黄辰砂并麝香； 更加南星甘草入，痰热闭窍效甚夸
趣记	暴龙和熊热情地谈话，并开导它说："熊，你去射杀天南星上的天猪吧！"
注解	暴龙——抱龙丸 熊——雄黄 热情地谈话——清热化痰 射杀天南星上的天猪——麝香、朱砂、天南星、天竺黄 开导——开窍安神

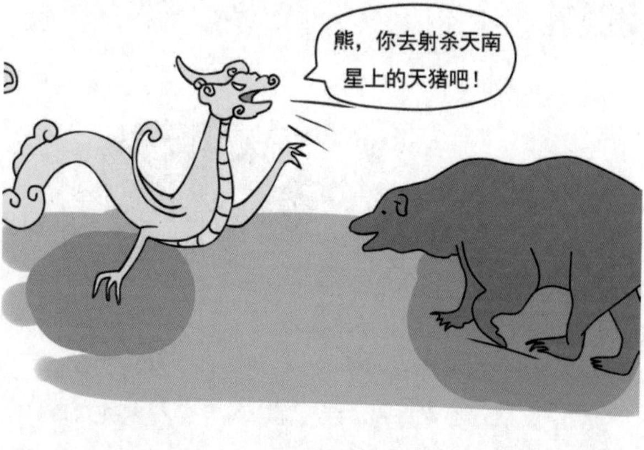
熊，你去射杀天南星上的天猪吧！

第二节 温开剂

苏合香丸

组成	白术、白檀香、朱砂、荜茇、麝香、诃子、香附、沉香、犀角（水牛角代）、青木香、丁香、安息香各30g，熏陆香、苏合香、龙脑香（冰片）各15g
功用	温通开窍，行气止痛
主治	寒闭证
方歌	苏合香丸麝息香，木丁熏陆荜檀襄； 犀冰术沉诃香附，衣用朱砂中恶尝
趣记	河边的傻白猪爱九种香、笔和犀牛，因为一闻香就开窍了，痛也止住了
注解	河边——苏合香丸 傻白猪爱九种香——朱砂、白术、香附、沉香、青木香、丁香、安息香、白檀香、熏陆香、苏合香、龙脑香（冰片） 笔和犀牛——荜茇、诃子、犀角（水牛角代） 一闻香就开窍了——温通开窍 痛也止住了——行气止痛

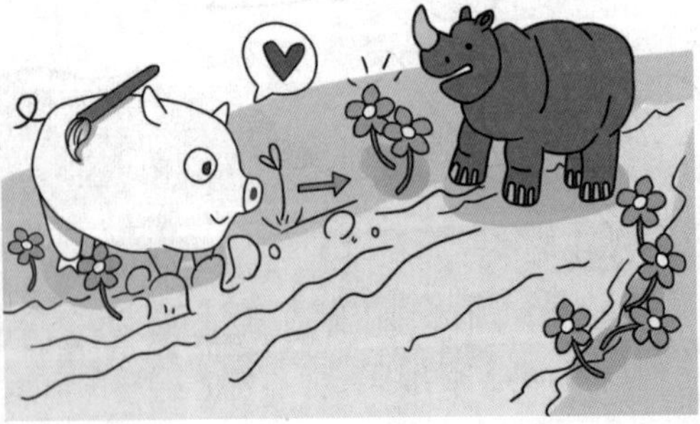

第十二章
理气剂

- 理气剂
  - 行气剂
    - 越鞠丸
    - 柴胡疏肝散
    - 金铃子散
    - 瓜蒌薤白白酒汤
    - 半夏厚朴汤
    - 枳实消痞丸
    - 厚朴温中汤
    - 天台乌药散
    - 加味乌药汤
  - 降气剂
    - 苏子降气汤
    - 定喘汤
    - 四磨汤
    - 旋覆代赭汤
    - 橘皮竹茹汤
    - 丁香柿蒂汤

第一节 行气剂

越鞠丸

组成	川芎、苍术、香附、栀子、神曲各6～10g
功用	行气解郁
主治	六郁证
方歌	越鞠丸治六般郁，气血痰火湿食因； 芎苍香附兼栀曲，气畅郁舒痛闷伸
趣记	今晚的粤剧讲的是神父治凶猪的故事，一星期后，他又在街上遇到了它
注解	粤剧——越鞠丸 神父治凶猪——神曲、香附、栀子、川芎、苍术 星期、街上遇到——行气解郁

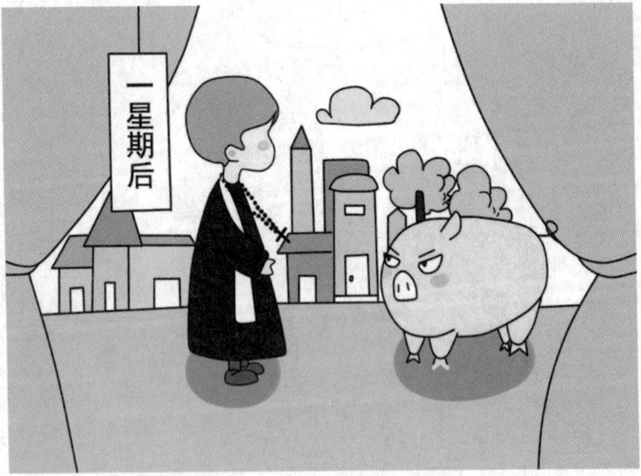

柴胡疏肝散

组成	柴胡、陈皮各6g，白芍、川芎、枳壳、香附各4.5g，炙甘草1.5g
功用	疏肝解郁，行气止痛
主治	肝气郁滞证
方歌	柴胡疏肝芍川芎，枳壳陈皮草香附； 疏肝行气兼活血，胁肋疼痛立能除
趣记	小松鼠送我一枝陈年香草，据说可以像柴胡一样疏肝、舒解疼痛
注解	小松鼠——白芍、川芎 一枝陈年香草——枳壳、陈皮、香附、炙甘草 像柴胡一样疏肝——柴胡疏肝散——柴胡 舒解疼痛——疏肝解郁，行气止痛

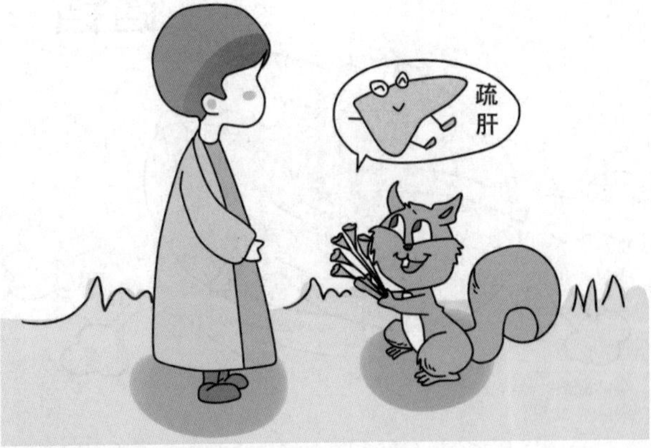

金铃子散

组成	金铃子、延胡索各9g
功用	疏肝泄热，活血止痛
主治	肝郁化火证
方歌	金铃子散止痛方，延胡酒调效更强； 疏肝泄热行气血，心腹胸胁痛经良
趣记	金色铃铛圆乎乎的，据说它活动响铃时能舒解热气，驱走疼痛
注解	金色铃铛——金铃子散 圆乎乎——延胡索（元胡） 活动、驱走疼痛——活血止痛 舒解热气——疏肝泄热

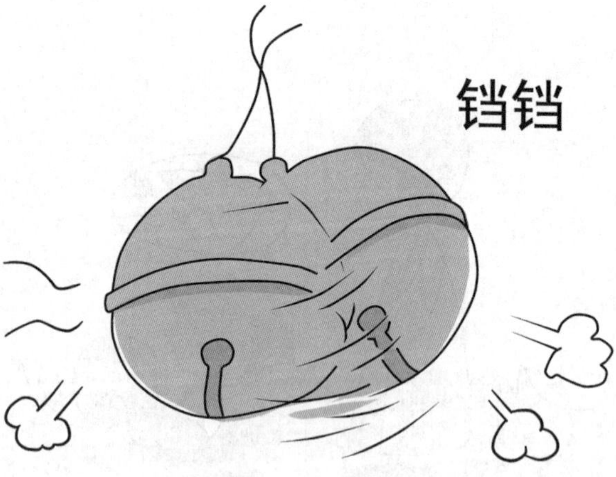

瓜蒌薤白白酒汤

组成	瓜蒌24g，薤白12g，白酒适量
功用	通阳散结，行气祛痰
主治	胸痹，胸阳不振，痰气互结证
方歌	瓜蒌薤白白酒汤，胸痹胸闷痛难当； 咳息短气时咳唾，难卧再加半夏良
趣记	两人用谢了花的瓜泡酒，喝了后不仅通体暖和了，还兴起趣谈的想法
注解	谢了花的瓜泡酒——瓜蒌薤白白酒汤——瓜蒌、薤白、白酒 通体暖和——通阳散结 兴起趣谈——行气祛痰

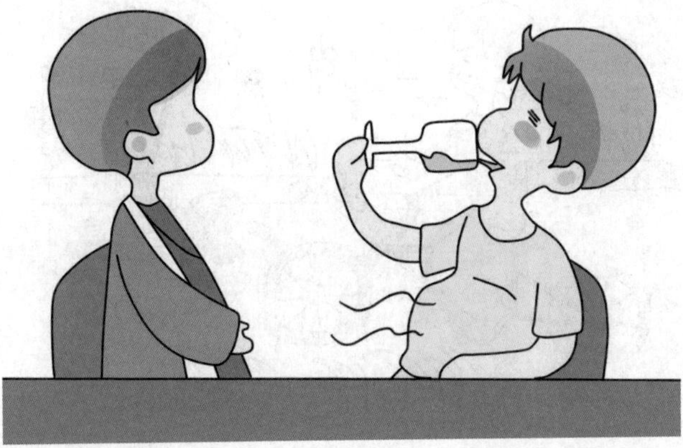

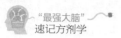

半夏厚朴汤

组成	半夏、茯苓各12g，厚朴9g，生姜15g，苏叶6g
功用	行气散结，降气化痰
主治	梅核气
方歌	半夏厚朴与紫苏，茯苓生姜共煎服； 痰凝气聚成梅核，降逆开郁气自舒
趣记	一人瞎吼着要奔赴江苏，他骑行太快，掀起的风把花坛里的花都吹落了
注解	瞎吼——半夏厚朴汤——半夏、厚朴 赴江苏——茯苓、生姜、苏叶 骑行太快——行气散结 花坛——降气化痰

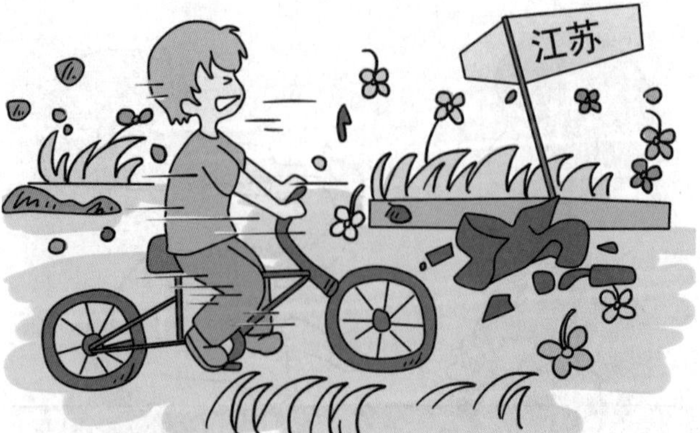

枳实消痞丸

组成	干姜、炙甘草、麦芽曲、茯苓、白术各6g，枳实、黄连各15g，半夏曲、人参各9g，炙厚朴12g
功用	行气消痞，健脾和胃
主治	脾虚气滞，寒热互结证
方歌	枳实消痞四君全，麦芽夏曲朴姜连； 煎饼糊丸消积满，清热破结补虚全
趣记	只是为了消食，四个君子就吼着买下连江，一起在江边散步消食，以增强脾胃功能
注解	只是为了消食——枳实消痞丸——枳实 四个君子——四君子汤（人参、白术、茯苓、炙甘草） 吼——炙厚朴 买下连江——麦芽曲、半夏曲、黄连、干姜 散步消食——行气消痞 增强脾胃功能——健脾和胃

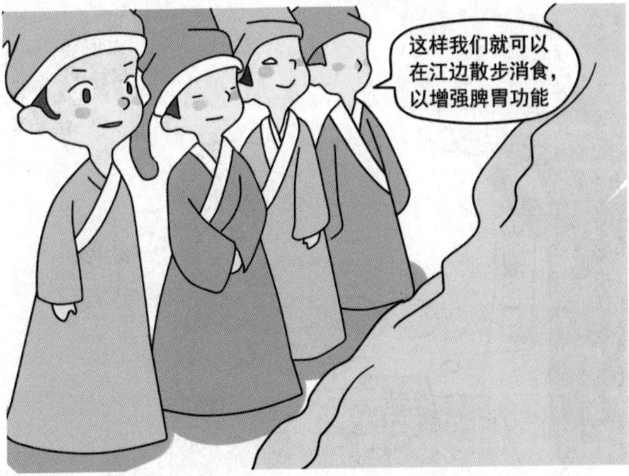

厚朴温中汤

组成	姜厚朴、陈皮各15g，炙甘草、草豆蔻、茯苓、木香各8g，干姜2g
功用	行气除满，温中燥湿
主治	脾胃气滞寒湿证
方歌	厚朴温中陈草苓，干姜草蔻木香停； 煎服加姜治腹痛，脘腹胀满用皆灵
趣记	天气好热，父亲命令他将槽口处陈旧的木箱拿出来，给它扫除尘埃、烘干去湿
注解	天气好热——厚朴温中汤——姜厚朴 父亲命令——茯苓 将——干姜 槽口——草豆蔻、炙甘草 陈旧的木箱——陈皮、木香 扫除尘埃——行气除满 烘干去湿——温中燥湿

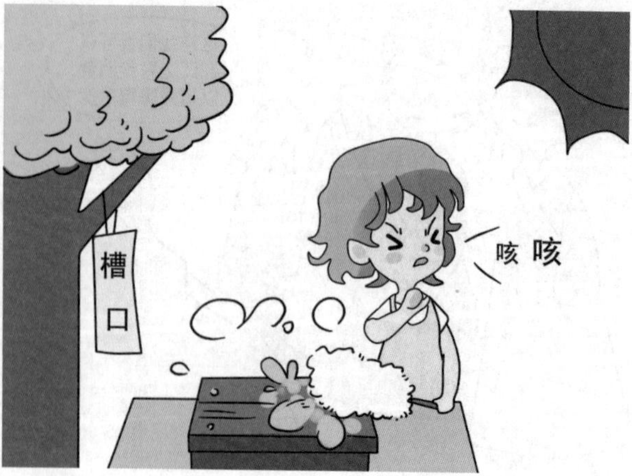

天台乌药散

组成	乌药、木香、茴香、青皮、高良姜各15g，槟榔9g，川楝子15g，巴豆12g
功用	行气疏肝，散寒止痛
主治	寒凝气滞证
方歌	天台乌药木茴香，巴豆制楝青槟姜； 行气疏肝止疼痛，寒疝腹痛是良方
趣记	天台上无药，狼爸回想了一下，江边那个青皮的锁着链子的木箱里可能有，于是他顶着艳阳行走到江边，顺便驱寒气
注解	天台上无药——天台乌药散——乌药 狼爸回想、江边——槟榔、巴豆、茴香、高良姜 青皮的锁着链子的木箱——青皮、川楝子、木香 顶着艳阳行走、驱寒气——行气疏肝，散寒止痛

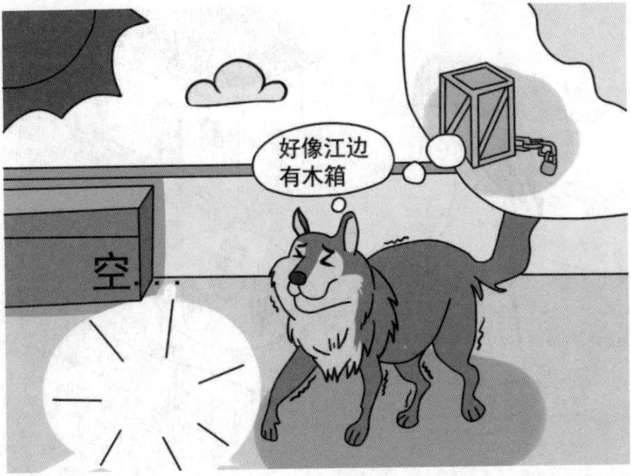

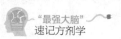

加味乌药汤

组成	乌药、砂仁、木香、延胡索各6g，香附、甘草各9g，生姜3片
功用	行气活血，调经止痛
主治	肝郁气滞之痛经
方歌	加味乌药汤砂仁，香附木香姜草伦； 配入延胡共七味，经前胀痛效堪珍
趣记	她痛经，家里无药，要去江边的药店买，走路时看到沙地上有个木箱，里面放着一把草、一个香囊、一个烟壶。这样散步活动一下，她的症状也轻了
注解	痛经——调经止痛 家里无药——加味乌药汤——乌药 江边、沙地、木箱——生姜、砂仁、木香 草、香囊、烟壶——甘草、香附、延胡索 散步活动——行气活血

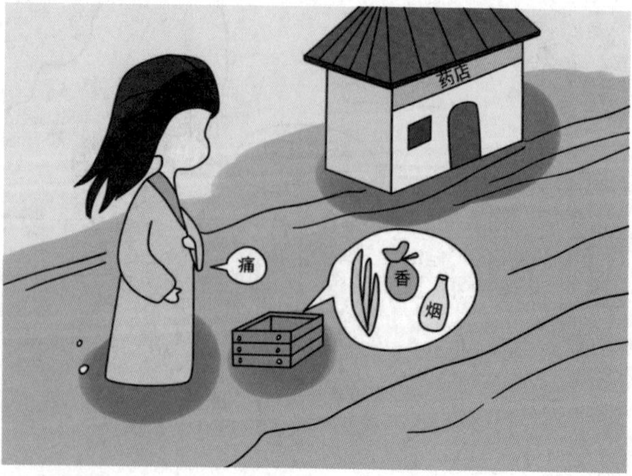

第二节 降气剂

苏子降气汤

组成	紫苏子、半夏各9g，当归、甘草、前胡、厚朴各6g，肉桂3g，生姜2片，大枣1枚
功用	降气平喘，祛痰止咳
主治	上实下虚之咳喘证
方歌	苏子降气半夏归，前胡桂朴草姜随； 上实下虚痰嗽喘，或加沉香去肉桂
趣记	苏江的肉贵买不起，千家万户瞎吼着归来要炒姜枣，希望吃了之后就不再喘咳了
注解	苏江——苏子降气汤 肉贵——肉桂 千家万户瞎吼着归来——前胡、半夏、厚朴、当归 炒姜枣——甘草、生姜、大枣 喘咳——降气平喘，祛痰止咳

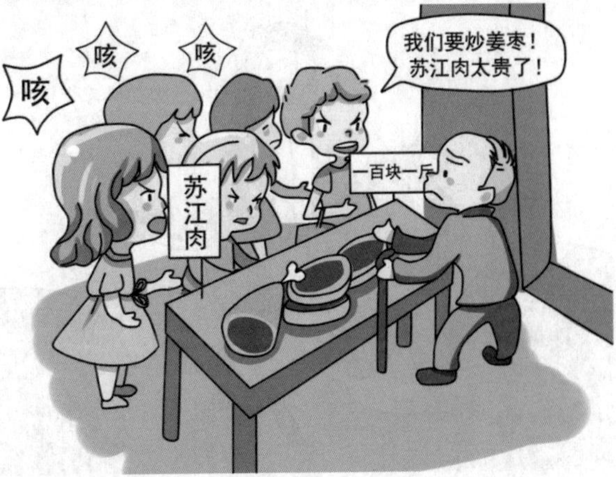

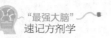

定喘汤

组成	白果、麻黄、款冬花、桑白皮、法半夏各9g，紫苏子6g，甘草3g，杏仁、黄芩各4.5g
功用	宣肺降气，清热化痰
主治	痰热内蕴，风寒外束之哮喘
方歌	定喘白果与麻黄，款冬半夏白皮桑； 苏杏黄芩兼甘草，外寒痰热喘哮尝
趣记	苏子骑着一匹性感的马，因颠簸而喘得厉害，他停下并放下背着的琴，从行李里取出花果和桑皮来吃，很快就降气不喘了，而且也没那么热了
注解	苏子骑着一匹性感的马——苏子、杏仁、甘草、麻黄 喘得厉害——定喘汤 放下背着的琴——法半夏、黄芩 花果和桑皮——款冬花、白果、桑白皮 降气不喘、没那么热——宣肺降气，清热化痰

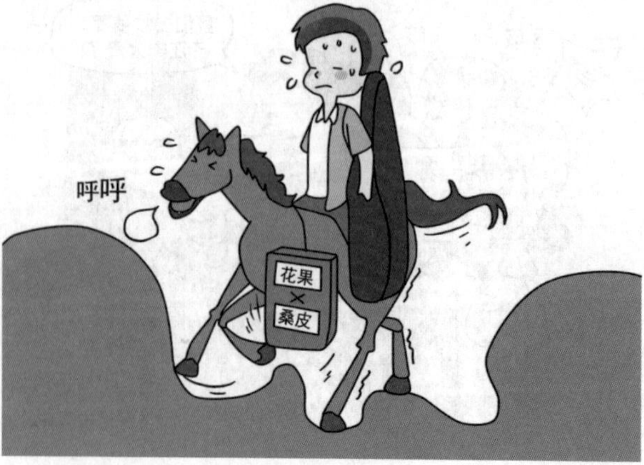

四磨汤

组成	人参、沉香、天台乌药各6g，槟榔9g
功用	行气降逆，宽胸散结
主治	肝气郁结证
方歌	四磨汤治七情侵，人参乌药及槟沉； 浓磨煎服调滞气，实者枳壳易人参
趣记	站在这四个磨盘旁的狼很深沉很神武，它心胸宽广，乐于行侠仗义
注解	四个磨盘——四磨汤 狼很深沉很神武——槟榔、人参、沉香、天台乌药 心胸宽广——宽胸散结 行侠仗义——行气降逆

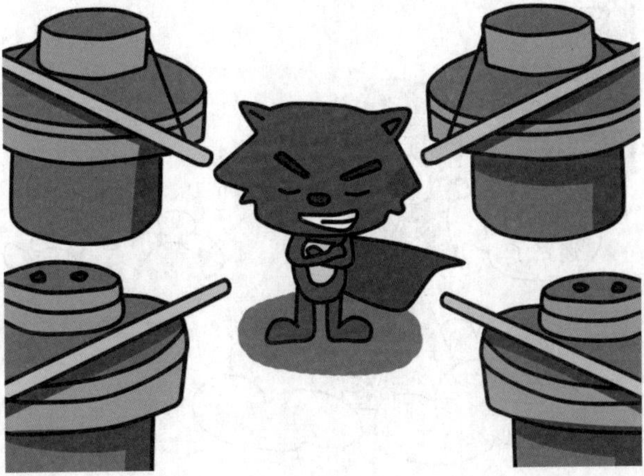

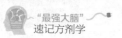

旋覆代赭汤

组成	旋覆花、炙甘草、半夏各9g，人参6g，代赭石3g，生姜15g，大枣4枚
功用	降逆化痰，益气和胃
主治	胃虚痰气逆阻证
方歌	旋覆代赭用人参，半夏姜甘大枣临； 重以镇逆咸软痞，痞硬噫气力能禁
趣记	小神仙要回仙阁炒姜枣，但是迷路了，带着东西悬浮在空中不知道怎么办；突然看到同事去送一坛花，就结伴一起回去了
注解	小神仙——人参 炒姜枣——炙甘草、生姜、大枣 带着东西悬浮——旋覆代赭汤——旋覆花、代赭石 一坛花——降逆化痰 结伴——半夏 一起——益气和胃

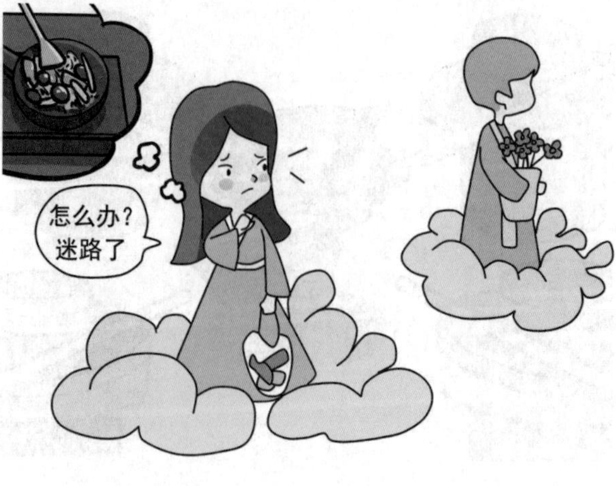

橘皮竹茹汤

组成	橘皮、竹茹各12g，大枣5枚，生姜9g，甘草6g，人参3g
功用	降逆止呃，益气清热
主治	胃虚有热之呃逆
方歌	橘皮竹茹治呕逆，人参甘草枣姜齐； 胃虚有热失和降，久病之后更相宜
趣记	一位成年的侏儒采了人参后回家炒姜枣，路上看到一只鹅在水里游泳以清热
注解	成年的侏儒——橘皮（陈皮）、竹茹 人参——人参 炒姜枣——甘草、生姜、大枣 一只鹅、游泳以清热——降逆止呃，益气清热

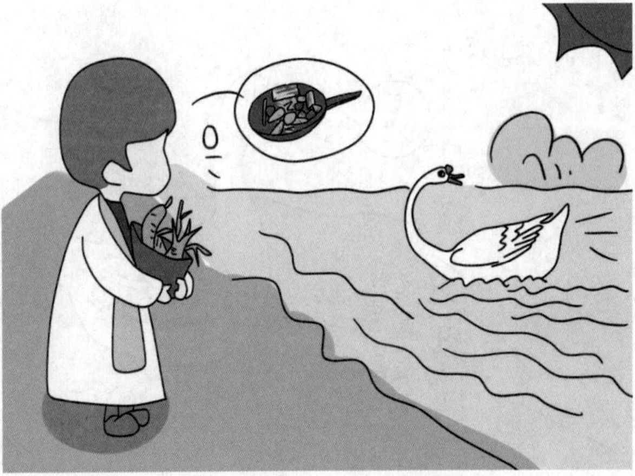

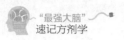

丁香柿蒂汤

组成	丁香、生姜各6g，柿蒂9g，人参3g
功用	降逆止呃，温中益气
主治	胃气虚寒之呃逆
方歌	丁香柿蒂人参姜，呃逆因寒中气伤； 温中降逆又益气，虚寒气逆最相当
趣记	江边放着很香的柿蒂和人参，被一只稳重的鹅捡走跟家人一起吃了
注解	江——生姜 很香的柿蒂和人参——丁香柿蒂汤——丁香、柿蒂、人参 一只稳重的鹅、一起——降逆止呃，温中益气

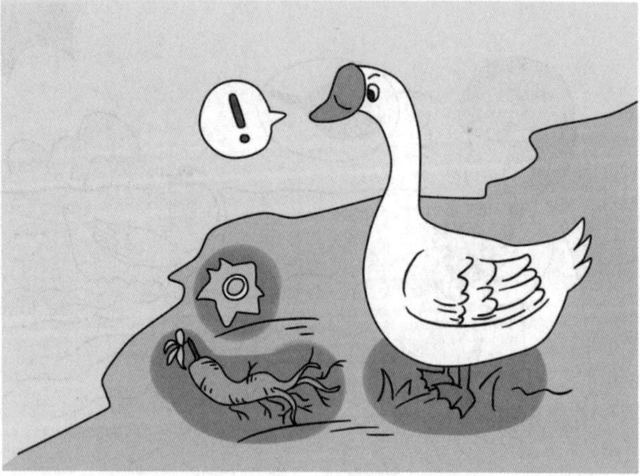

第十三章 理血剂

理血剂
- 活血祛瘀剂
  - 桃核承气汤
  - 血府逐瘀汤
  - 补阳还五汤
  - 复元活血汤
  - 温经汤
  - 生化汤
  - 桂枝茯苓丸
  - 失笑散
  - 大黄䗪虫丸
- 止血剂
  - 十灰散
  - 咳血方
  - 小蓟饮子
  - 槐花散
  - 黄土汤

第一节 活血祛瘀剂

桃核承气汤

组成	桃仁、大黄各12g，桂枝、甘草、芒硝各6g
功用	逐瘀泻热
主治	下焦蓄血证
方歌	桃核承气五般施，甘草硝黄并桂枝； 瘀热互结小腹胀，蓄血如狂最相宜
趣记	桃花城里的小黄草很贵，它可以逐去瘀热
注解	桃花城——桃核承气——桃仁 小黄草——芒硝、大黄、甘草 贵——桂枝 逐去瘀热——逐瘀泄热

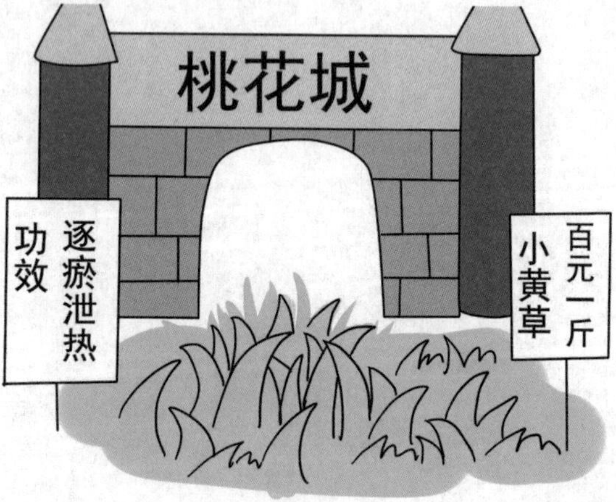

血府逐瘀汤

组成	桃仁12g，红花、当归、生地黄、牛膝各9g，川芎、桔梗各4.5g，柴胡3g，赤芍、枳壳、甘草各6g
功用	活血化瘀，行气止痛
主治	胸中血瘀证
方歌	血府当归生地桃，红花枳壳膝芎饶； 柴胡赤芍甘桔梗，血化下行不作痨
趣记	为逐去胸腹的瘀血并止痛，小松鼠回归故地寻医，路上开着红色的桃花，树下堆有柴枝，牛在街旁吃草
注解	逐去胸腹的瘀血——血府逐瘀汤——活血化瘀 止痛——行气止痛 小松鼠——赤芍、川芎 回归故地——当归、生地黄 红色的桃花——红花、桃仁 柴枝——柴胡、枳壳 牛在街旁吃草——牛膝、桔梗、甘草

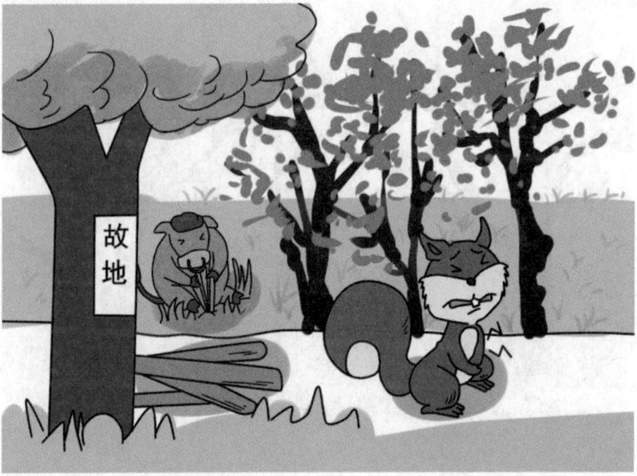

补阳还五汤

组成	黄芪30～120g，当归尾6g，赤芍5g，地龙、川芎、红花、桃仁各3g
功用	补气活血通络
主治	气虚血瘀之中风
方歌	补阳还五赤芍芎，归尾通经佐地龙； 四两黄芪为主药，血中瘀滞用桃红
趣记	为了补回损失的五分元气，小松鼠归来寻医，路见红色的桃花上有一条蚯蚓，就用活络油把蚯蚓熏走了
注解	补回损失的五分元气——补阳还五汤——黄芪 小松鼠——赤芍、川芎 归来——当归尾 红色的桃花——红花、桃仁 蚯蚓——地龙（蚯蚓） 活络油——补气活血通络

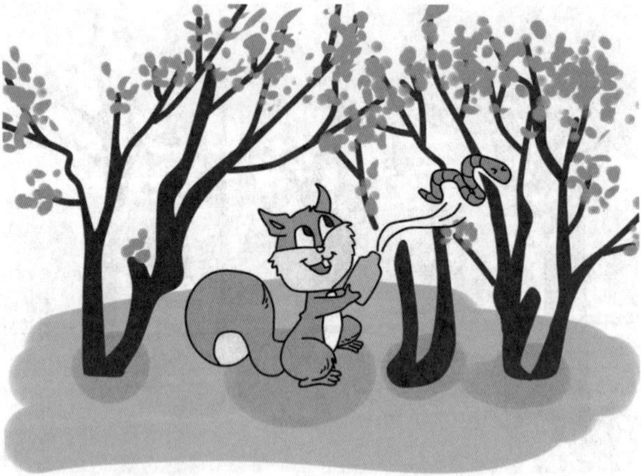

复元活血汤

组成	柴胡、桃仁各15g，天花粉、当归各9g，红花、甘草、穿山甲（已禁用）各6g，酒大黄18g
功用	活血祛瘀，疏肝通络
主治	跌打损伤，瘀血阻滞证
方歌	复元活血汤柴胡，花粉当归山甲俱； 桃仁红花大黄草，损伤瘀血酒煎去
趣记	一个得了天花的病人复活了，归来后他问，山上桃花谢了、草也黄了、干柴很多的那天，穿山甲到底说了什么导致整个区域通通被输干净了？
注解	天花——天花粉 复活——复元活血汤 归来——当归 桃花——桃仁、红花 草也黄了——甘草、酒大黄 干柴——柴胡 穿山甲——穿山甲（已禁用） 区域通通被输干净了——活血祛瘀，疏肝通络

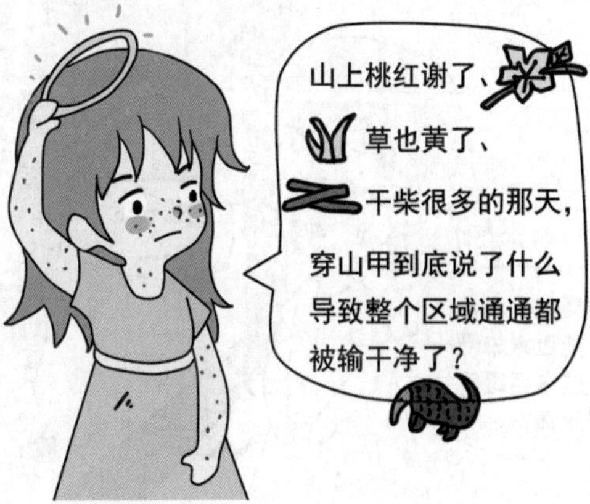

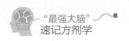

温经汤

组成	吴茱萸、麦冬各9g，当归、芍药、川芎、人参、桂枝、阿胶、牡丹皮、生姜、甘草、半夏各6g
功用	温经散寒，养血祛瘀
主治	冲任虚寒，瘀血阻滞证
方歌	温经归芍桂萸芎，姜夏丹皮及麦冬； 参草扶脾胶益血，调经重在暖胞宫
趣记	痛经的女孩向屋主求助，屋主任先生觉得女孩穿得少了，不应当太娇贵，给她找了半天保暖的东西，并嘱咐她平时要注意散寒气和养血气
注解	痛经——温经汤 屋主任先生——吴茱萸、人参、生姜 穿得少了——川芎、芍药 应当、娇贵——当归、阿胶、桂枝 找了半天、东西——甘草、半夏、麦冬 散寒气、养血气——温经散寒，养血祛瘀

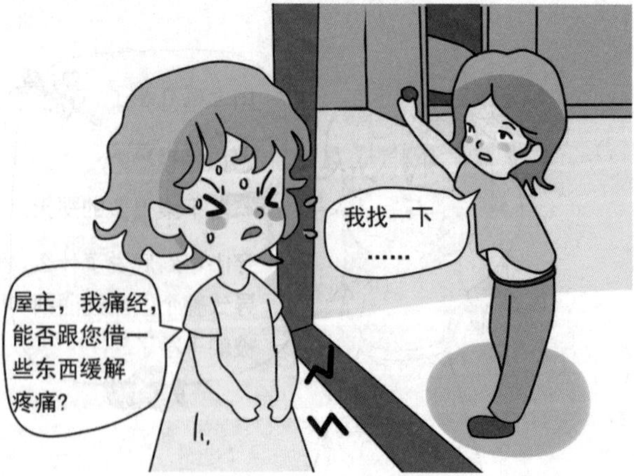

生化汤

组成	全当归24g，川芎9g，桃仁6g，干姜、炙甘草各2g
功用	养血活血，温经止痛
主治	血虚寒凝，瘀血阻滞证
方歌	生化汤宜产后尝，归芎桃草酒炮姜； 恶露不行少腹痛，化瘀温经功效彰
趣记	花开草绿，桃江水也融了，熊也结束冬眠归来了；春天回暖，血液通行顺畅，也没有寒冷的疼痛了
注解	花开草绿——生化汤——炙甘草 桃江——桃仁、干姜 熊、归来——川芎、全当归 血液通行顺畅——养血活血 没有寒冷的疼痛——温经止痛

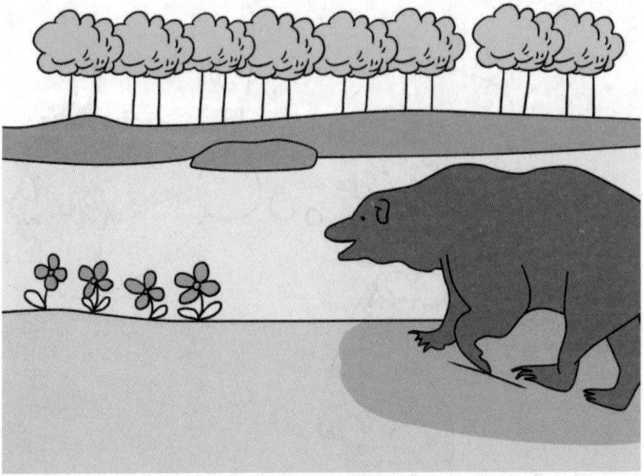

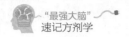

桂枝茯苓丸

组成	桂枝、茯苓、牡丹皮、桃仁、芍药各6g
功用	活血化瘀，缓消癥块
主治	瘀阻胞宫证
方歌	金匮桂枝茯苓丸，芍药桃仁和牡丹； 等分为末蜜丸服，活血化瘀癥块散
趣记	贵妇觉得皮套有点少，主要是平时皮套脏了就扔到火里烧了
注解	贵妇——桂枝茯苓丸——桂枝、茯苓 皮套有点少——牡丹皮、桃仁、芍药 扔到火里烧——活血化瘀，缓消癥块

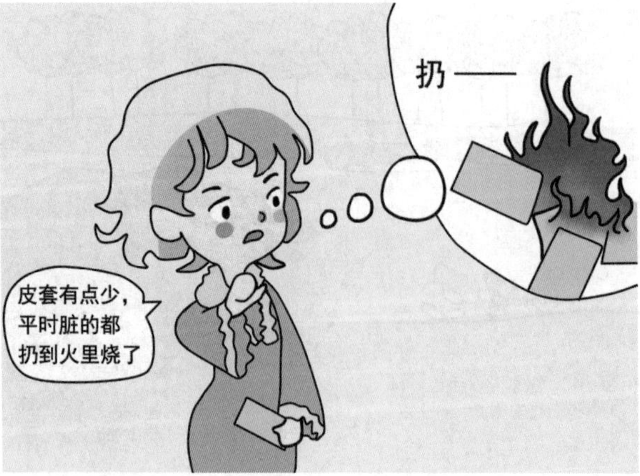
扔——
皮套有点少，
平时脏的都
扔到火里烧了

失笑散

组成	五灵脂、蒲黄各6g
功用	活血祛瘀，散结止痛
主治	瘀血疼痛证
方歌	失笑灵脂与蒲黄，等分为散醋煎尝； 血瘀胸腹时作痛，祛瘀止痛效非常
趣记	血汗钱去得快，心痛得不笑了，决心剁手过得质朴一些，没了这个心结就不痛了
注解	血汗钱去得快——活血祛瘀 不笑了——失笑散 质朴——五灵脂、蒲黄 心结、不痛——散结止痛

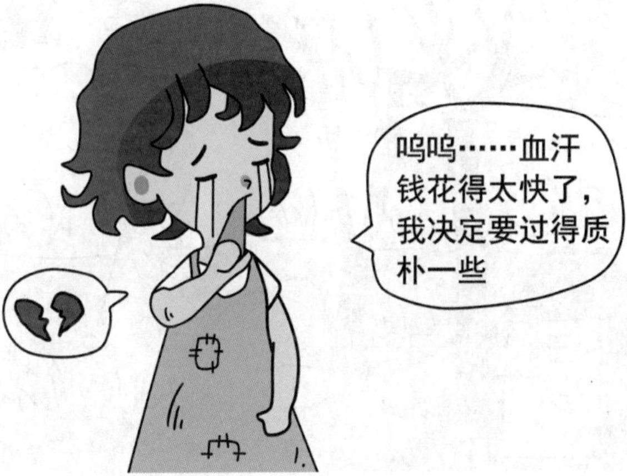
呜呜……血汗钱花得太快了，我决定要过得质朴一些

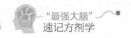

大黄䗪虫丸

组成	大黄7.5g，甘草9g，黄芩、桃仁、杏仁、虻虫、水蛭、蛴螬各6g，䗪虫、干漆各3g，芍药12g，干地黄30g
功用	活血消癥，祛瘀生新
主治	五劳虚极
方歌	大黄䗪虫芩芍桃，地黄杏草漆蛴螬； 水蛭虻虫和丸服，去瘀生新干血疗
趣记	孩子不要玩王者荣耀了，大家一起去干活，帮忙烧了地里的杂草，种上桃杏，浇上水，活动结束后包你累得像获得新生一样
注解	王者——大黄䗪虫丸——大黄、黄芩、䗪虫 一起去干活——蛴螬、干漆 帮忙烧了地里的杂草——虻虫、芍药、干地黄、甘草 种上桃杏——桃仁、杏仁 浇上水——水蛭 活动、获得新生——活血消癥，去瘀生新

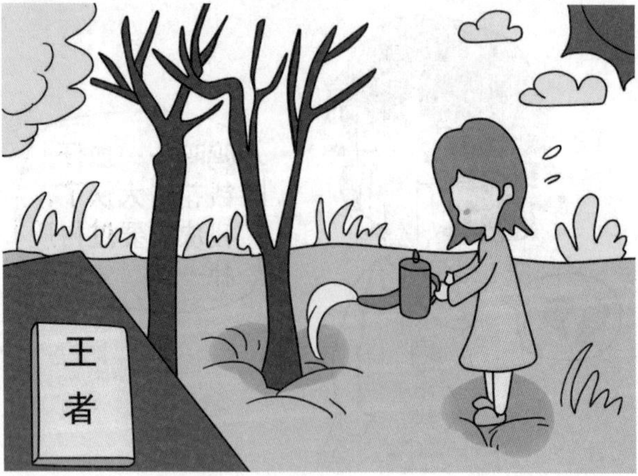

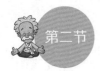

第二节 止血剂

十灰散

组成	大蓟、小蓟、荷叶、侧柏叶、白茅根、茜草、栀子、大黄、牡丹皮、棕榈皮各9g
功用	凉血止血
主治	血热妄行之上部出血证
方歌	十灰散用十般灰，柏茅茜荷丹榈随； 二蓟栀黄皆炒黑，凉降止血此方推
趣记	两只鸡在石灰地上说仙鹤之王被白猫染成了淡绿色，因为它虽然善于治学，但性格太冷血了
注解	两只鸡——大蓟、小蓟 石灰——十灰散 仙鹤之王——茜草、荷叶、栀子、大黄 白猫——侧柏叶、白茅根 淡绿色——牡丹皮、棕榈皮 治学、冷血——凉血止血

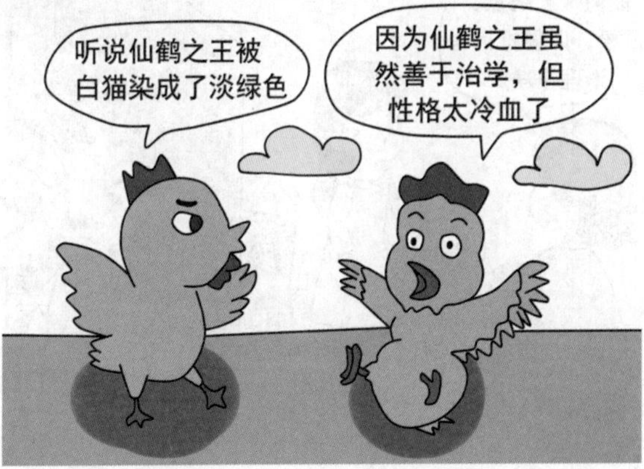
听说仙鹤之王被白猫染成了淡绿色
因为仙鹤之王虽然善于治学，但性格太冷血了

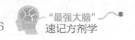

咳血方

组成	青黛、诃子各6g，瓜蒌子、海粉、栀子各9g
功用	清肝宁肺，凉血止血
主治	肝火犯肺之咳血证
方歌	咳血方中诃子收，瓜蒌海粉山栀投； 青黛蜜丸口噙化，咳嗽痰血服之瘳
趣记	舍友咳血去了医院，宿管阿姨请我们带上纸盒、瓜粉，以便把宿舍清理干净，并安置好废品，然后静心治学
注解	咳血——咳血方 请我们带上纸盒——青黛、栀子、诃子 瓜粉——瓜蒌子、海粉 清理干净、安置好废品——清肝宁肺 静心治学——凉血止血

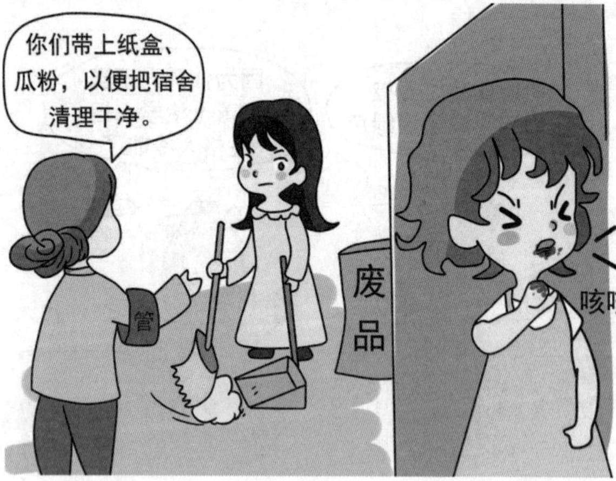

小蓟饮子

组成	生地黄、小蓟、滑石、木通、蒲黄、藕节、淡竹叶、当归、栀子、甘草各9g
功用	凉血止血，利水通淋
主治	热结下焦之血淋、尿血
方歌	小蓟饮子藕蒲黄，木通滑石生地襄； 归草黑栀淡竹叶，血淋热结服之良
趣记	被圈养的小鸡只能在石墙和木栏内的草地上吃栀子，欧皇从外面归来，带给它竹子、两只梨和水桶
注解	小鸡——小蓟饮子——小蓟 石墙和木栏——滑石、木通 草地——甘草、生地黄 栀子——栀子 欧皇、归来——藕节、蒲黄、当归 竹子——淡竹叶 两只梨和水桶——凉血止血，利水通淋

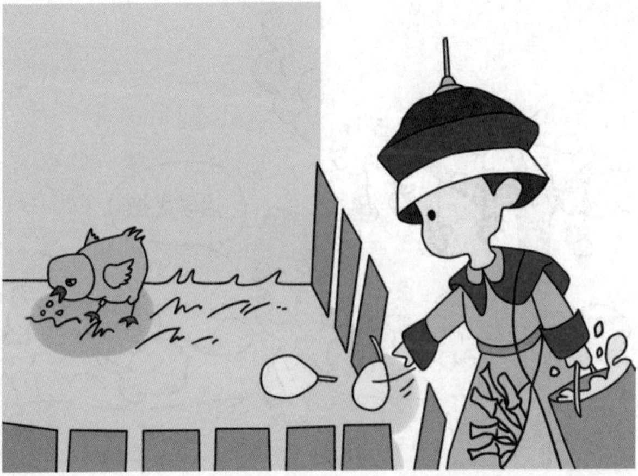

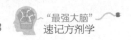

槐花散

组成	槐花、侧柏叶、荆芥穗、枳壳各9g
功用	清肠止血，疏风行气
主治	风热湿毒，壅遏肠道，损伤血络便血证
方歌	槐花散用治肠风，侧柏荆芥枳壳充； 等分为末米饮下，宽肠凉血逐风动
趣记	一棵槐树上挂满了镶着花瓣的戒指，树下站着一个人正在清唱治学之道，一阵舒服的风吹来，扬起了他的衣袖
注解	槐树——槐花散 花瓣、戒指——槐花、侧柏叶、荆芥穗、枳壳 清唱治学之道——清肠止血 舒服的风——疏风行气

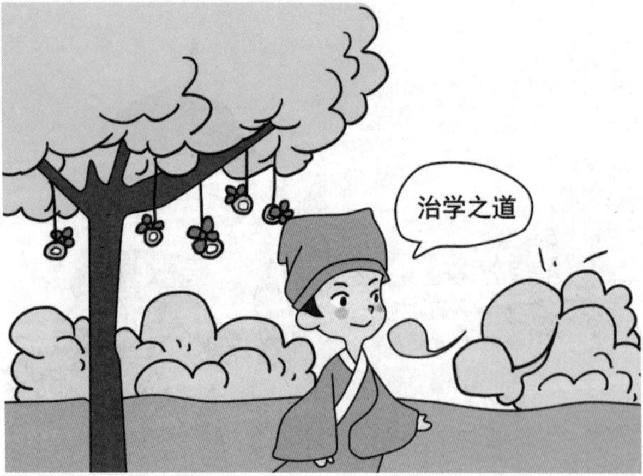

黄土汤

组成	甘草、干地黄、白术、炮附子、阿胶、黄芩各9g，灶心黄土30g
功用	温阳健脾，养血止血
主治	脾阳不足，脾不统血证
方歌	黄土汤将远血医，胶芩地术附甘齐； 温阳健脾能摄血，便血崩漏服之宜
趣记	黄土地干了，村长嘱咐要勤浇水，因为他种的谷物很健脾，但阳光很强烈，浇水也很容易干，所以要学习让它保持湿润
注解	黄土地干了——黄土汤——灶心黄土、干地黄、甘草 嘱咐要勤浇水——白术、炮附子、黄芩、阿胶 健脾、阳光——温阳健脾 学习——养血止血

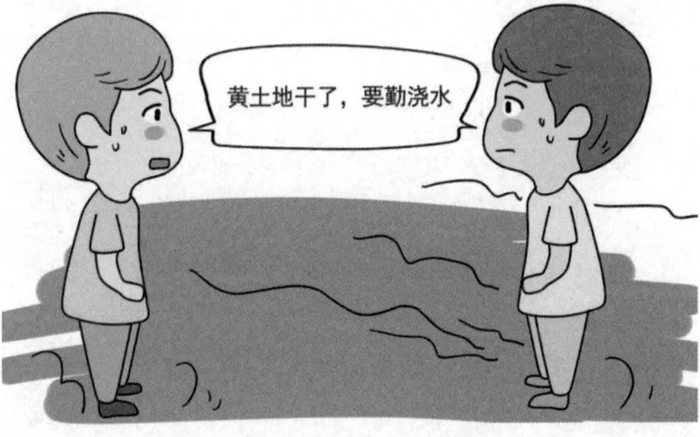

第十四章
治风剂

治风剂
- 疏散外风剂
  - 川芎茶调散
  - 大秦艽汤
  - 消风散
  - 牵正散
  - 小活络丹
  - 玉真散
- 平息内风剂
  - 羚角钩藤汤
  - 镇肝息风汤
  - 天麻钩藤饮
  - 大定风珠
  - 阿胶鸡子黄汤

第一节 疏散外风剂

川芎茶调散

组成	川芎、荆芥各12g，白芷、羌活、甘草各6g，细辛3g，防风4.5g，薄荷12g
功用	疏风止痛
主治	外感风邪头痛
方歌	川芎茶调散荆防，辛芷薄荷甘草羌； 目昏鼻塞风攻上，偏正头痛悉能康
趣记	一只四川的熊猫和警察抢薄荷防治头痛，看到草坪上有新的白纸，一阵舒服的风吹过头不痛了
注解	四川的熊猫和警察——川芎茶调散——川芎、荆芥 抢薄荷防治头痛——羌活、薄荷、防风 草坪上有新的白纸——甘草、细辛、白芷 舒服的风吹过头不痛了——疏风止痛

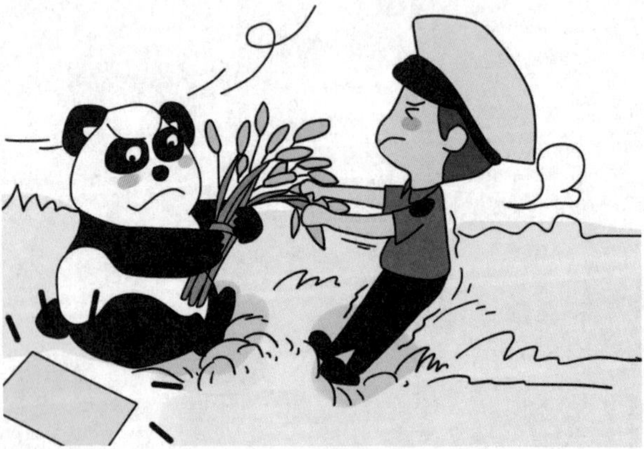

大秦艽汤

组成	秦艽9g，川芎、独活、当归、白芍、石膏、甘草各6g，羌活、防风、白芷、黄芩、白术、茯苓、生地黄、熟地黄各3g，细辛2g
功用	祛风清热，养血活血
主治	风邪初中经络证
方歌	大秦艽汤羌独防，芎芷辛芩二地黄； 石膏归芍苓甘术，风邪散见可通尝
趣记	四君的人参被清剿，他弟弟的四个物件还在，两人都活了下来，为防止腥风血雨，他们手持石棒自卫，快速离开这个他们曾辛勤工作的地方
注解	四君的人参被清剿——大秦艽汤——四君子汤去人参（甘草、白术、茯苓）、秦艽 弟弟——生地黄 四个物件——四物汤（川芎、当归、白芍、熟地黄） 两人都活了——独活、羌活 防止——防风、白芷 腥风血雨——祛风清热，养血活血 石棒——石膏 辛勤——细辛、黄芩

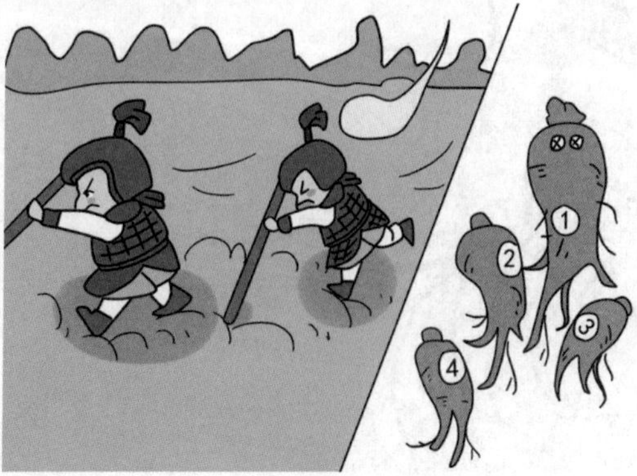

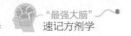

消风散

组成	当归、生地黄、防风、蝉蜕、知母、苦参、胡麻子、荆芥、苍术、牛蒡子、石膏各6g，甘草、木通各3g
功用	疏风养血，清热除湿
主治	风疹、湿疹
方歌	消风止痒祛风湿，木通苍术苦参知； 荆防归蒡蝉膏草，生地胡麻水煎之
趣记	台风走后，警方通知干事归来工作，山地上被草藤苦苦缠住的牛马急需救援，阵阵凉风已经吹干了它们湿热的毛
注解	台风——消风散 警方——荆芥、防风 通知干事归来——木通、知母、甘草、石膏、当归 山地上——生地黄 苦苦缠住的牛马——苦参、蝉蜕、苍术、牛蒡子、胡麻子 凉风、湿热——疏风养血，清热除湿

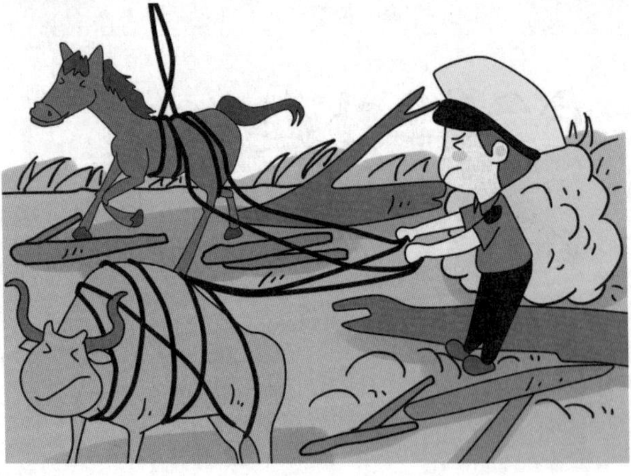

牵正散

组成	白附子、僵蚕、全蝎各5g
功用	祛风化痰，通络止痉
主治	风痰阻于头面经络所致的口眼㖞斜
方歌	牵正散是杨家方，全蝎僵蚕白附襄； 服用少量热酒下，口眼㖞斜疗效彰
趣记	两人在用餐时商讨签证的事情，一人突然腹泻，在上厕所途中踢翻了一坛花，耳边还有铜锣声在回响
注解	餐——僵蚕 签证——牵正散 腹泻——白附子、全蝎 一坛花、铜锣——祛风化痰，通络止痉

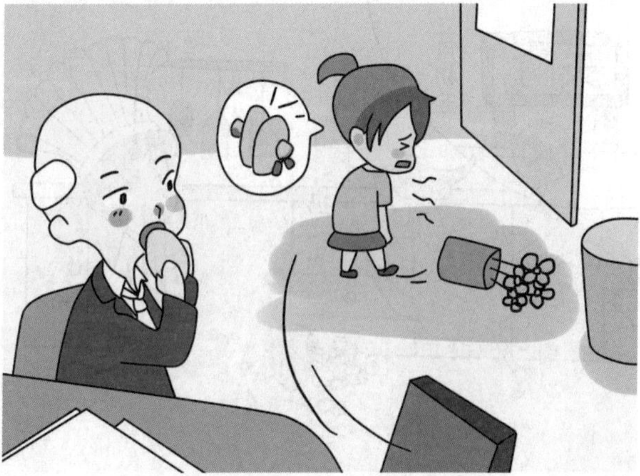

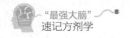

小活络丹

组成	川乌、草乌、地龙、天南星各6g，乳香、没药各5g
功用	祛风除湿，化痰通络，活血止痛
主治	风寒湿痹
方歌	小活络丹天南星，二乌乳没加地龙； 中风手足皆麻木，风痰瘀血闭在经
趣记	南方的龙想去天门参加一个小活动，可是去了才发现二月初五闲人莫入，于是它气得去厨师那里打碎了一坛花，手指都痛了
注解	南方的龙——天南星、地龙 小活动——小活络丹 二月初五——川乌、草乌 莫入——没药、乳香 去厨师那里、一坛花——祛风除湿，化痰通络 手指都痛了——活血止痛

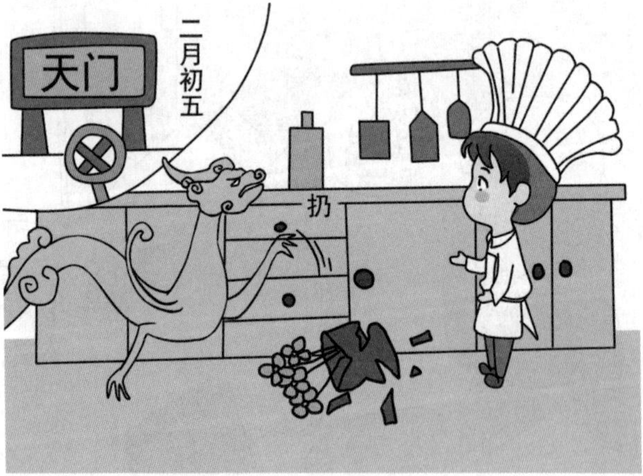

玉真散

组成	天南星、防风、白芷、天麻、羌活、白附子各6g
功用	祛风化痰，定搐止痉
主治	破伤风
方歌	玉真散治破伤风，牙关紧急反张弓； 星麻白附羌防芷，外敷内服一方通
趣记	玉枕上刻着“天马复活”字样及它摘星星的画面，传说用这个枕头睡觉可以驱走风邪，防止犯抽搐
注解	玉枕——玉真散 天马复活——天麻、白附子、羌活 星星——天南星 驱走风邪——祛风化痰 防止犯抽搐——防风、白芷——定搐止痉

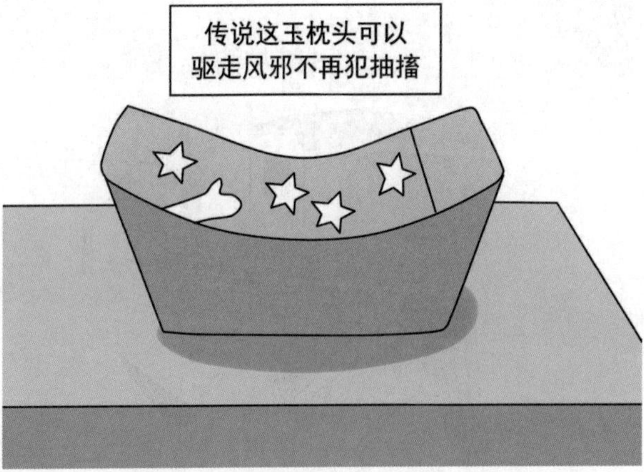
传说这玉枕头可以
驱走风邪不再犯抽搐

平息内风剂

羚角钩藤汤

组成	羚羊角4.5g，桑叶6g，川贝母12g，生地黄、竹茹各15g，茯神木、白芍、钩藤、菊花各9g，生甘草3g
功用	凉肝息风，增液舒筋
主治	肝热生风证
方歌	俞氏羚角钩藤汤，桑叶菊花鲜地黄； 芍草茯神川贝茹，凉肝增液定风方
趣记	少妇背着竹草上山找羚羊角，看到地上的菊花在开枝散叶；远处有一条狗，兢兢业业地叫着，它的主人在洗衣服并晾干
注解	少妇背着竹草——白芍、茯神木、川贝母、竹茹、生甘草 羚羊角——羚角钩藤汤——羚羊角 地上的菊花——生地黄、菊花 散叶——桑叶 狗——钩藤 兢兢业业——增液舒筋 洗衣服并晾干——凉肝息风

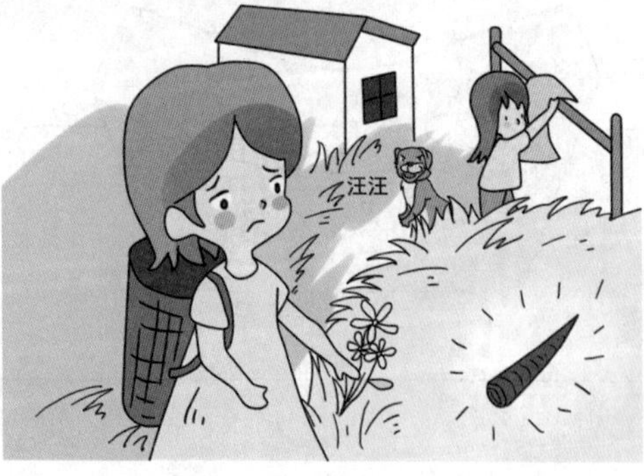

镇肝息风汤

组成	怀牛膝、代赭石各30g，龙骨、牡蛎、龟甲、白芍、玄参、天冬各15g，川楝子、麦芽、茵陈各6g，甘草4.5g
功用	镇肝息风，滋阴潜阳
主治	类中风
方歌	张氏镇肝息风汤，龙牡龟牛治亢阳； 代赭天冬元芍草，茵陈川楝麦芽襄
趣记	冬天，西风阵阵，戴着链子的白牛和乌龟在茵陈芽草地上发现了红色的石头、黑色的人参和龙目化石，很值钱
注解	冬天——天冬 西风——镇肝息风汤——镇肝息风 戴着链子的白牛和乌龟——川楝子、白芍、怀牛膝、龟甲 茵陈芽草地——茵陈、麦芽、甘草 红色的石头、黑色的人参——代赭石、玄参 龙目——龙骨、牡蛎 值钱——滋阴潜阳

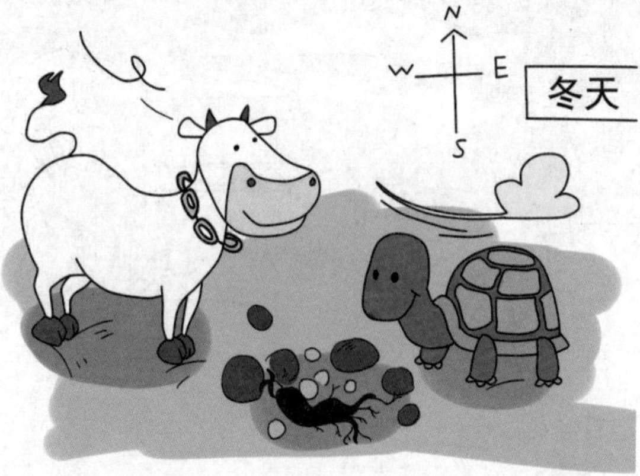

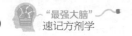

天麻钩藤饮

组成	天麻、栀子、黄芩、杜仲、益母草、桑寄生、夜交藤、朱茯神各9g，钩藤、川牛膝各12g，石决明18g
功用	平肝息风，清热活血，补益肝肾
主治	肝阳偏亢，肝风上扰证
方歌	天麻钩藤益母桑，栀芩清热决潜阳； 杜仲牛膝益肾损，茯神夜交安服良
趣记	夜晚，天狗被神明生擒的画面被一只牛目睹了，貌似是在平定天狗叛乱，外人不宜干涉。此时天空如被火烧，鲜红如血，西风吹过，清爽很多
注解	夜晚——夜交藤 天狗——天麻、钩藤 被神明生擒——朱茯神、石决明、桑寄生、黄芩 一只牛目睹了——益母草、栀子、川牛膝、杜仲 平定、西风——平肝息风 不宜干涉——补益肝肾 火烧、鲜红如血、清爽——清热活血

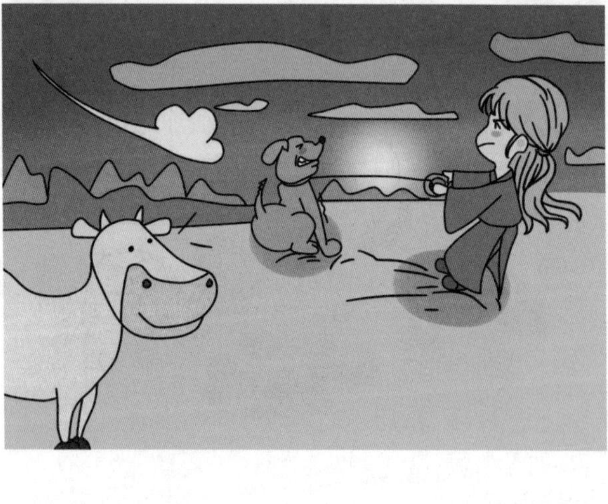

大定风珠

组成	白芍、生地黄、麦冬各18g，阿胶9g，龟甲、牡蛎、炙甘草、鳖甲各12g，火麻仁、五味子各6g，鸡子黄2个
功用	滋阴息风
主治	阴虚风动证
方歌	大定风珠鸡子黄，再合加减复脉汤； 三甲并同五味子，滋阴息风是妙方
趣记	大风天，雾比较少，她上街卖母鸡，和客人吵架了，被骂阿黄龟，只因西风吹来泥沙
注解	大风天——大定风珠 雾比较少——五味子、白芍 卖母鸡——麦冬、牡蛎、鸡子黄 吵架——炙甘草、鳖甲 骂阿黄龟——火麻仁、阿胶、生地黄、龟甲 只因西风——滋阴息风

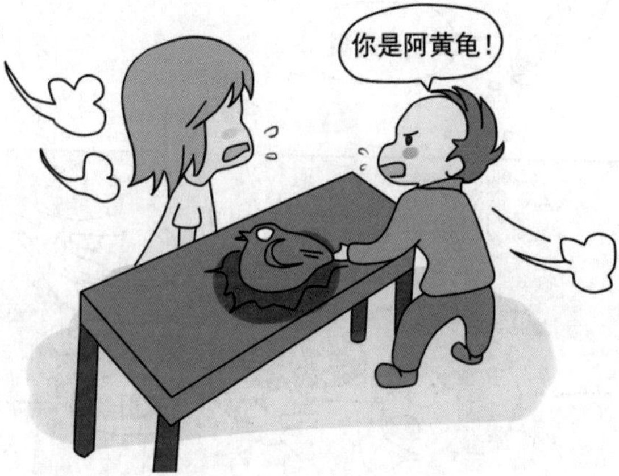

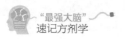

阿胶鸡子黄汤

组成	阿胶、钩藤各6g，白芍、络石藤各9g，石决明15g，鸡子黄2个，茯神木、生地黄、牡蛎各12g，炙甘草2g
功用	滋阴养血，柔肝息风
主治	邪热久羁，阴血不足，虚风内动证
方歌	阿胶鸡子黄汤好，地芍钩藤牡蛎草； 决明茯神络石藤，阴虚动风此方保
趣记	鹅一叫鸡就慌，只要在草地上撒十勺饲料，鹅和鸡就会像有神力一样双脚腾空跑过去，路过的人都会被吓得揉肝，因为地上撒了羊血
注解	鹅一叫鸡就慌——阿胶鸡子黄汤——阿胶、鸡子黄 草地、十勺饲料——炙甘草、生地黄、石决明、白芍 有神力——茯神木、牡蛎 双脚腾空——钩藤、络石藤 揉肝、羊血——滋阴养血，柔肝息风

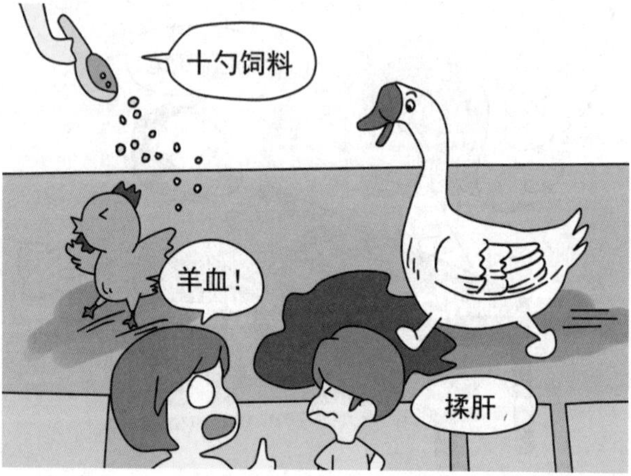

第十五章

治燥剂

- 治燥剂
  - 轻宣外燥剂
    - 杏苏散
    - 桑杏汤
    - 清燥救肺汤
  - 滋润内燥剂
    - 麦门冬汤
    - 养阴清肺汤
    - 琼玉膏
    - 玉液汤

第一节 轻宣外燥剂

杏苏散

组成	苏叶、半夏、茯苓、杏仁、前胡各9g，陈皮、桔梗、枳壳各6g，大枣3枚，甘草3g，生姜3片
功用	轻宣凉燥，理肺化痰
主治	外感凉燥证
方歌	杏苏散内夏陈前，枳桔苓草姜枣研； 轻宣温润治凉燥，咳止痰化病自痊
趣记	杏苏姐去找二陈支钱，然后将宣布量灶台，不理废话
注解	杏苏姐——杏苏散——杏仁、苏叶、桔梗 找二陈——大枣、二陈汤（陈皮、半夏、茯苓、甘草） 支钱——枳壳、前胡 将——生姜 宣布量灶台——轻宣凉燥 不理废话——理肺化痰

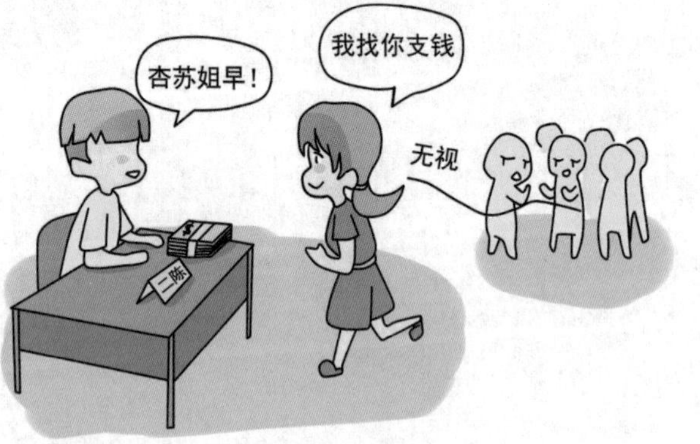

桑杏汤

组成	桑叶、象贝母、淡豆豉、栀子、梨皮各3g，杏仁4.5g，沙参6g
功用	清宣温燥，润肺止咳
主治	外感温燥证
方歌	桑杏汤中象贝宜，沙参栀豉与梨皮； 身热咽干咳痰少，辛凉甘润燥能医
趣记	傻象贝很伤心，因为它只能吃梨皮，而且找不到人生的知音，它每天都在弹琴，希望有人能闻到琴弦声，成为它的知音
注解	傻象贝很伤心——沙参、象贝母、桑叶、杏仁——桑杏汤 只能吃梨皮——栀子、淡豆豉、梨皮 知音、闻到琴弦声——清宣温燥，润肺止咳

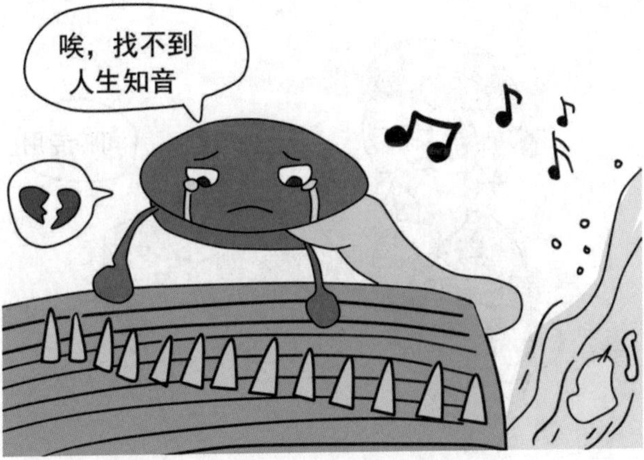

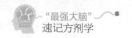

清燥救肺汤

组成	桑叶9g，杏仁、人参各2g，煅石膏7.5g，枇杷叶、甘草、胡麻仁各3g，阿胶2.5g，麦冬3.5g
功用	清燥润肺，益气养阴
主治	温燥伤肺证
方歌	清燥救肺参草杷，石膏胶杏麦胡麻； 经霜收下冬桑叶，清燥润肺效堪夸
趣记	阿妈清早就会拾干巴巴的桑果和杏子卖给别人，并且每天清早她都先喝一口水润肺，再深吸气
注解	阿妈——阿胶、胡麻仁 清早就会——清燥救肺汤 拾干巴巴的桑果和杏子卖给别人——煅石膏、甘草、枇杷叶、桑叶、杏仁、麦冬、人参 清早、润肺、深吸气——清燥润肺，益气养阴

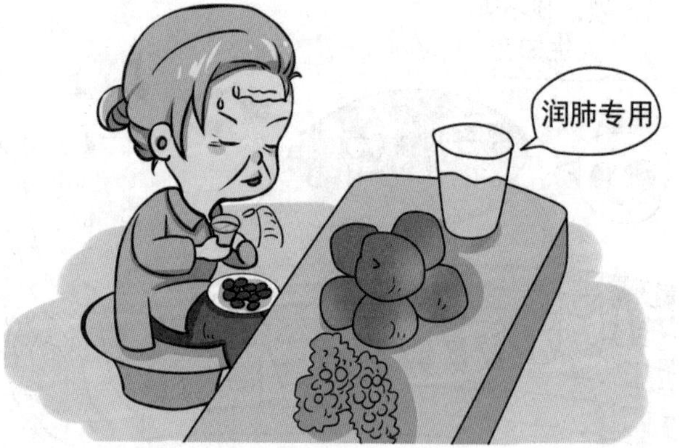

第二节 滋润内燥剂

麦门冬汤

组成	麦冬42g，半夏、甘草、粳米各6g，人参9g，大枣4枚
功用	滋养肺胃，降逆下气
主治	虚热肺痿，胃阴不足证
方歌	麦门冬汤用人参，枣草粳米半夏存； 肺痿咳逆因虚火，清养肺胃此方珍
趣记	在门的东边有一个看起来很干净的人在卖夏枣，是用自然肥料喂养的，有个顾客说："为了奖励你，我决定跟你下一盘棋。"
注解	门的东边——麦门冬汤 干净的人在卖夏枣——甘草、粳米、人参、麦冬、半夏、大枣 自然肥料喂养、奖励、下一盘棋——滋养肺胃，降逆下气

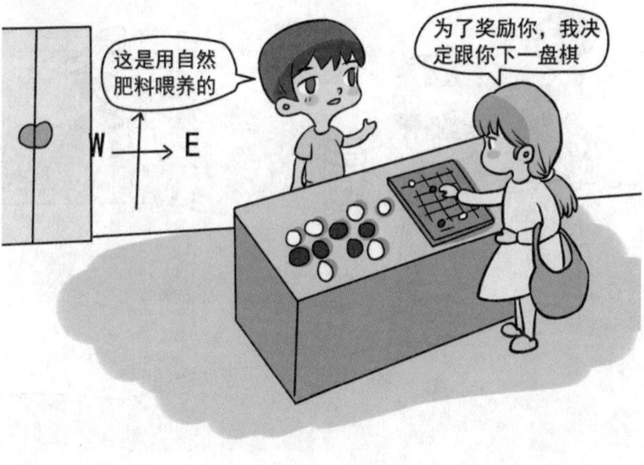

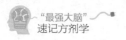

养阴清肺汤

组成	生地黄6g，麦冬4g，生甘草、薄荷各2g，玄参5g，贝母、牡丹皮、炒白芍各3g
功用	养阴清肺，解毒利咽
主治	阴虚肺燥之白喉
方歌	养阴清肺是妙方，玄参草芍冬地黄； 薄荷贝母丹皮入，时疫白喉急煎尝
趣记	匪徒担着河北草，累了就拿河北草炒来泡水喝，因为河北草可以增液养阴清咽喉。匪徒的行为怪异，警察解读一番后决定擒匪
注解	担着河北草——牡丹皮、薄荷、贝母、生甘草 炒——炒白芍 增液——增液汤（玄参、麦冬、生地黄） 养阴清咽喉、解读——养阴清肺，解毒利咽 擒匪——养阴清肺汤

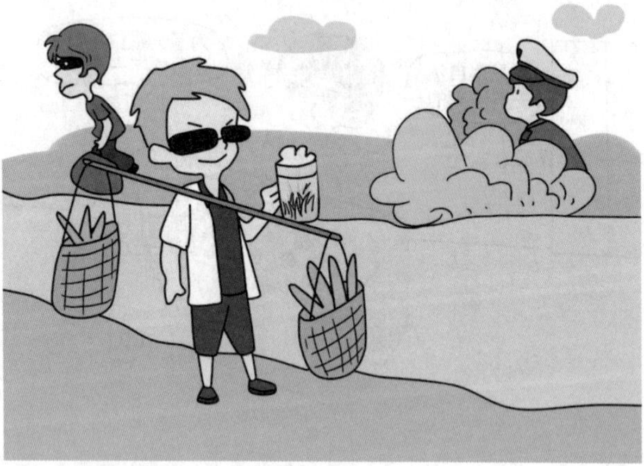

琼玉膏

组成	人参6g，生地黄30g，白茯苓12g，白沙蜜20g
功用	滋阴润肺，益气补脾
主治	肺肾阴亏之肺痨
方歌	琼玉膏用生地黄，人参茯苓白蜜尝； 合成膏剂缓缓服，干咳咯血肺阴伤
趣记	朋友送来美玉，我邀他共饮圣地茯苓米酒；这种酒可以自饮，与他人一起喝更补脾
注解	美玉——琼玉膏 圣地茯苓米酒——人参、生地黄、白茯苓、白沙蜜 自饮、一起喝更补脾——滋阴润肺，益气补脾

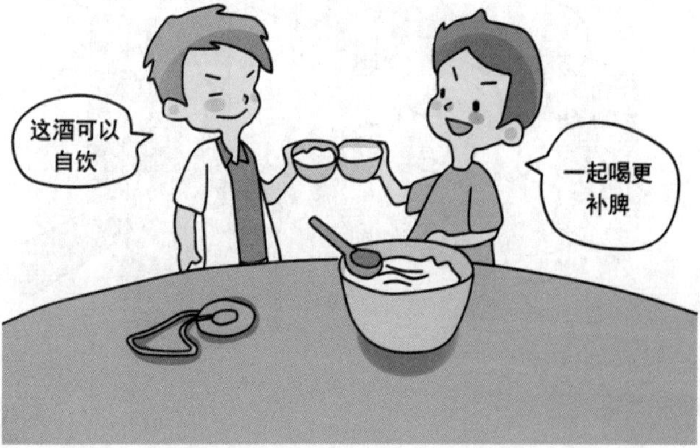

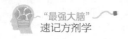

玉液汤

组成	山药30g，黄芪15g，知母18g，鸡内金6g，葛根5g，五味子、天花粉各9g
功用	益气滋阴，固肾止渴
主治	气阴两虚之消渴
方歌	玉液山药芪葛根，花粉知味鸡内金； 消渴口干溲多数，补脾固肾益气阴
趣记	机关内最近在划分职位，股神们一起用七根山药煲精美的汤送给领导
注解	机关内最近在划分职位——鸡内金、天花粉、知母、五味子 股神、一起——益气滋阴，固肾止渴 七根山药——黄芪、葛根、山药 精美的汤——玉液汤

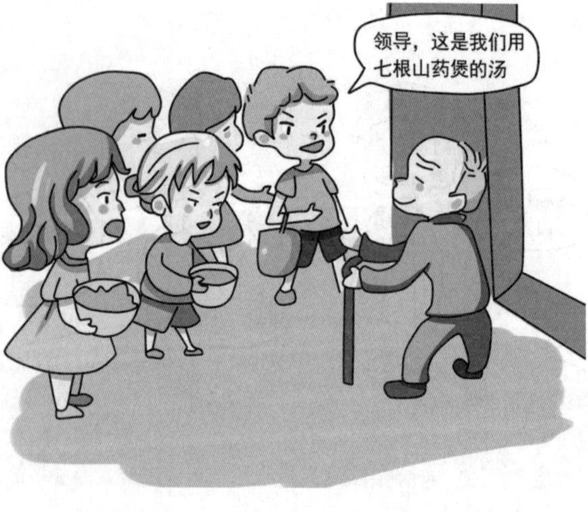
领导，这是我们用七根山药煲的汤

第十六章
祛湿剂

祛湿剂
- 化湿和胃剂
  - 平胃散
  - 藿香正气散
- 清热祛湿剂
  - 茵陈蒿汤、八正散、
  - 三仁汤、甘露消毒丹、
  - 连朴饮、当归拈痛汤、二妙散
- 利水渗湿剂
  - 五苓散
  - 猪苓汤
  - 防己黄芪汤
  - 五皮散
- 温化寒湿剂
  - 苓桂术甘汤
  - 甘草干姜茯苓白术汤
  - 真武汤
  - 实脾散
- 祛湿化浊剂
  - 萆薢分清饮
  - 完带汤
- 祛风胜湿剂
  - 羌活胜湿汤
  - 独活寄生汤

第一节 化湿和胃剂

平胃散

组成	厚朴90g，陈皮60g，苍术120g，甘草30g
功用	燥湿运脾，行气和胃
主治	湿滞脾胃证
方歌	平胃散用苍术朴，陈皮甘草四般药； 除湿散满驱瘴岚，调胃诸方以此扩； 又不换金正气散，即是此方加夏藿
趣记	美食评委说猪皮老厚了，要把潮湿的猪皮干燥后再运输，因为这星期要调和味道
注解	评委——平胃散 猪皮老厚——苍术、陈皮、甘草（国老）、厚朴 潮湿的猪皮干燥后再运输——燥湿运脾 这星期要调和味道——行气和胃

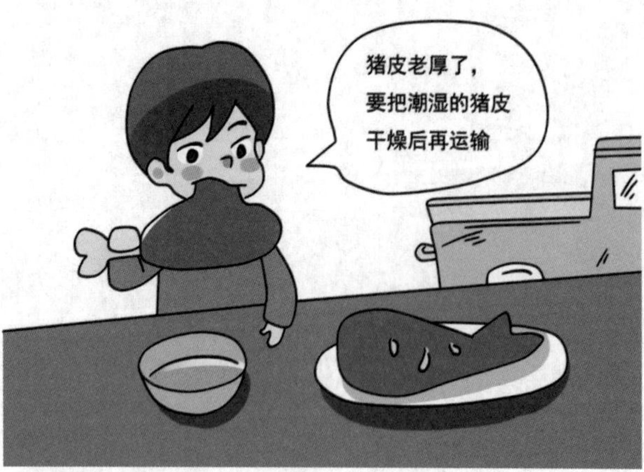
猪皮老厚了，
要把潮湿的猪皮
干燥后再运输

藿香正气散

组成	藿香9g，大腹皮、紫苏、茯苓、白芷各3g，炙甘草、桔梗、陈皮、白术、厚朴、半夏曲各6g，生姜3片，大枣1枚
功用	理气和中，解表化湿
主治	外感风寒，内伤湿滞证
方歌	藿香正气大腹苏，甘桔陈苓术朴俱； 夏曲白芷加姜枣，感伤岚瘴并能驱
趣记	二陈姐想找江苏的白蜘蛛补大腹皮，没找到，越想越气，就用利器去画室劫镖
注解	二陈姐想找江苏的白蜘蛛补大腹皮——二陈汤（陈皮、半夏曲、茯苓、炙甘草）、桔梗、藿香、大枣、生姜、紫苏、白芷、白术、厚朴、大腹皮 越想越气——藿香正气散 用利器去画室劫镖——理气和中，解表化湿

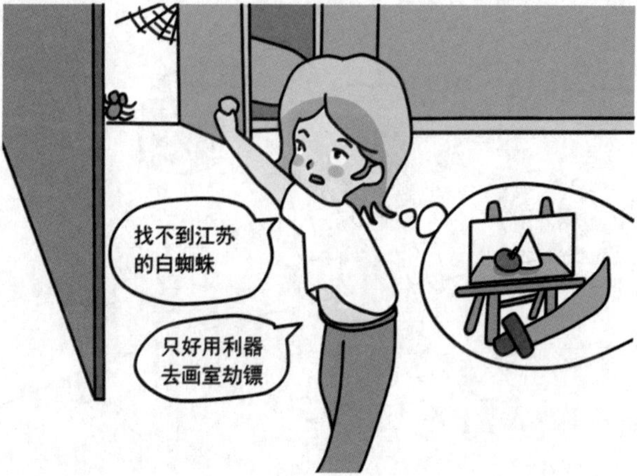

第二节 清热祛湿剂

茵陈蒿汤

组成	茵陈18g，栀子12g，大黄6g
功用	清热利湿退黄
主治	黄疸阳黄
方歌	茵陈蒿汤治阳黄，栀子大黄组成方； 栀子柏皮加甘草，茵陈四逆治阴黄
趣记	因晨跑得了黄疸怎么办？请试试涂大盒的胭脂
注解	因晨跑——茵陈蒿汤——茵陈 黄疸、请试试——清热利湿退黄 大盒的胭脂——大黄、栀子

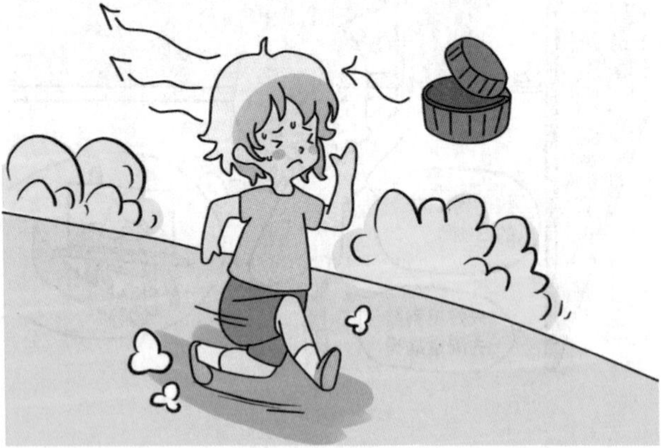

八正散

组成	木通、车前子、萹蓄、大黄、滑石、甘草、瞿麦、栀子各9g，灯心草适量
功用	清热泻火，利水通淋
主治	热淋
方歌	八正木通与车前，萹蓄大黄滑石研； 草梢瞿麦兼栀子，兼加灯草痛淋蠲
趣记	八月十五月正圆，大黄骑车去买辫须，在草丛中滑倒，通知医生了，医生说请消消火，摔出来的水肿可以通利掉
注解	八月十五月正圆——八正散 大黄骑车去买辫须——大黄、车前子、瞿麦、萹蓄 在草丛中滑倒——甘草、灯心草、滑石 通知——木通、栀子 请消消火——清热泻火 水肿可以通利掉——利水通淋

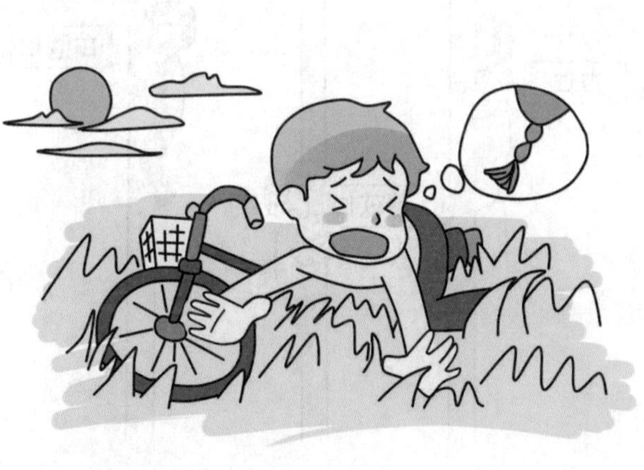

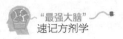

三仁汤

组成	杏仁、半夏各15g，竹叶、白豆蔻、厚朴、通草各6g，薏苡仁、滑石各18g
功用	宣畅气机，清利湿热
主治	湿温初起或暑温夹湿之湿重于热证
方歌	三仁杏蔻薏苡仁，朴夏通草滑竹伦； 水用甘澜扬百遍，湿温初起法堪遵
趣记	三人爬竹竿，扑通滑下来，高唱着《奇迹》，把爬竹竿时所流下的湿热的汗水都清掉了
注解	三人爬竹竿——三仁汤——杏仁、白豆蔻（白蔻仁）、薏苡仁、竹叶 扑通滑下来——厚朴、通草、滑石、半夏 高唱着《奇迹》——宣畅气机 湿热的汗水都清掉了——清利湿热

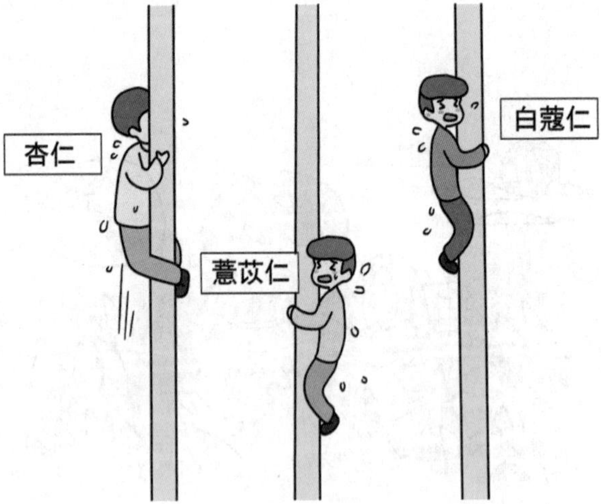

甘露消毒丹

组成	白豆蔻、连翘、藿香、射干、薄荷各4g，川贝母、木通各5g，茵陈11g，滑石15g，石菖蒲6g，淡黄芩10g
功用	利湿化浊，清热解毒
主治	湿温时疫之湿热并重证
方歌	甘露消毒蔻藿香，茵陈滑石木通菖； 芩翘贝母射干薄，湿热时疫是主方
趣记	画师赶路被扣下货箱，因勤劳的他精通翘舌和唱谱，所以化解了敌人的毒计
注解	画师——利湿化浊——滑石 赶路——甘露消毒丹 被扣下货箱——川贝母、白豆蔻、藿香 因勤劳的他精通翘舌和唱谱——茵陈、黄芩、木通、连翘、射干、薄荷、石菖蒲 化解了敌人的毒计——清热解毒

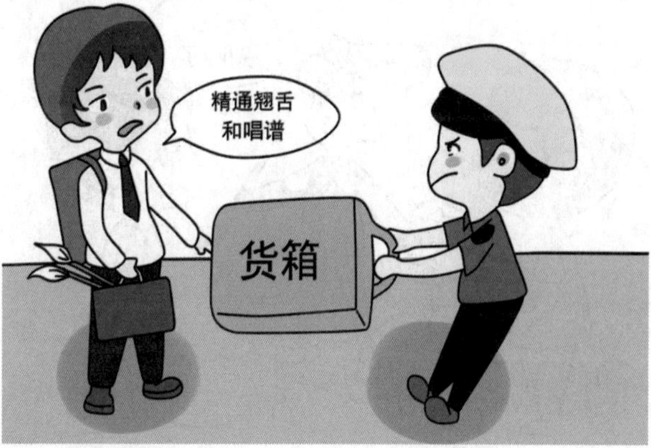

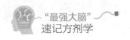

连朴饮

组成	黄连、石菖蒲、制半夏各3g，制厚朴6g，炒香豉、焦山栀各9g，芦根60g
功用	清热化湿，理气和中
主治	湿热霍乱
方歌	连朴饮用香豆豉，菖蒲半夏焦山栀； 芦根厚朴黄连入，湿热霍乱此方施
趣记	廉颇下山找卢昌，画师请他们省省力气和好吧
注解	廉颇——连朴饮——黄连、制厚朴 下山找卢昌——制半夏、焦山栀、炒香豉、芦根、石菖蒲 画师请他们省省力气和好——清热化湿，理气和中

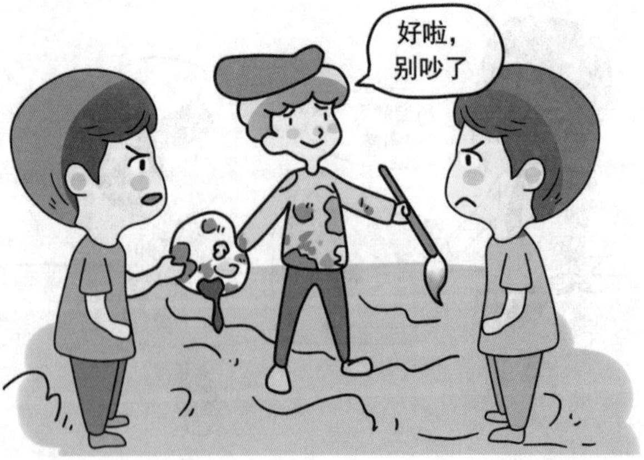

当归拈痛汤

组成	羌活、甘草、茵陈各15g，防风、知母、苍术、猪苓、当归、泽泻各9g，苦参、葛根、人参各6g，升麻、黄芩、白术各3g
功用	利湿清热，疏风止痛
主治	湿热相搏，外受风邪证
方歌	当归拈痛羌防升，猪泽茵陈芩葛入； 二术苦参知母草，疮疡湿热服皆应
趣记	为了把痛去除，诸葛亮给风湿热患者有规则地推拿。有一个人脸色苍白，和他同甘共苦的知音陪他看病，原来这个人在琴房听到枪声，吓坏了
注解	把痛去除——当归拈痛汤 诸葛亮——猪苓、葛根 风湿热——利湿清热，疏风止痛 有规则地推拿——当归、泽泻 有一个人脸色苍白——人参、苍术、白术 同甘共苦——甘草、苦参 知音——知母、茵陈 琴房——黄芩、防风 枪声——羌活、升麻

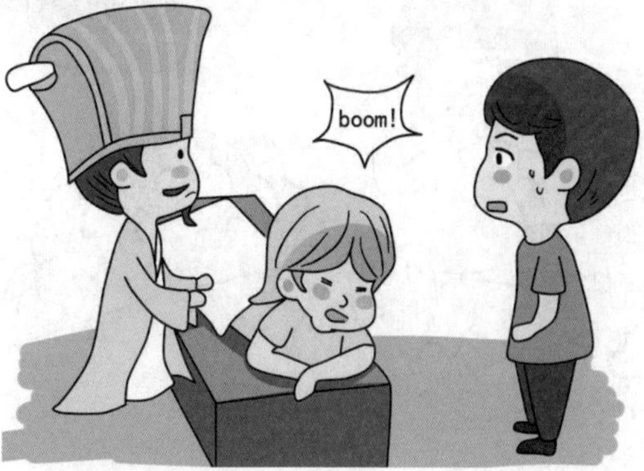

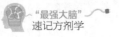

二妙散

组成	黄柏、苍术各15g
功用	清热燥湿
主治	湿热下注证
方歌	二妙散中苍柏煎，若云三妙牛膝添； 再加薏仁名四妙，湿热下注痿痹痊
趣记	二妙博主，请热情地去寻找老师吧！
注解	二妙——二妙散 博主——黄柏、苍术 请热情地去寻找老师——清热燥湿

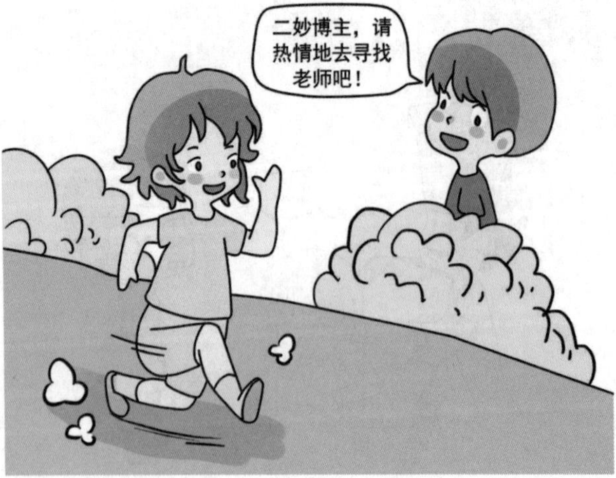

第三节 利水渗湿剂

五苓散

组成	泽泻15g，白术、猪苓、茯苓各9g，桂枝6g
功用	利水渗湿，温阳化气
主治	蓄水证，痰饮，水湿内停证
方歌	五苓散治太阳腑，白术泽泻猪茯苓； 桂枝化气兼解表，小便通利水饮除
趣记	武林霸主生贵子，选择用白猪庆祝，因为丽水的白猪甚是洋气！
注解	武林——五苓散——茯苓、猪苓 贵子——桂枝 选择用白猪——泽泻、白术 丽水的白猪甚是洋气——利水渗湿，温阳化气

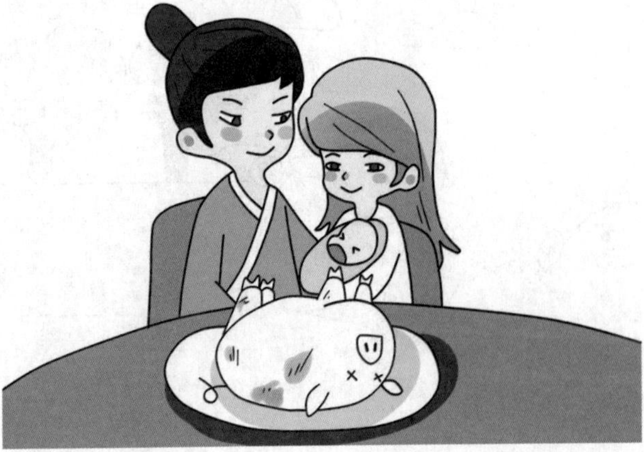

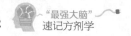

猪苓汤

组成	猪苓、茯苓、泽泻、滑石、阿胶各10g
功用	利水渗湿，养阴清热
主治	水热互结伤阴证
方歌	猪苓汤用猪茯苓，泽泻滑石阿胶并； 小便不利兼烦渴，利水养阴热亦平
趣记	丽水养阴甚是好。正在亲热的小猪腹泻时脚滑了一下，导致猪的铃铛响了起来
注解	丽水养阴甚是好、亲热——利水渗湿，养阴清热 小猪腹泻——猪苓、茯苓、泽泻 脚滑——阿胶、滑石 猪的铃铛——猪苓汤

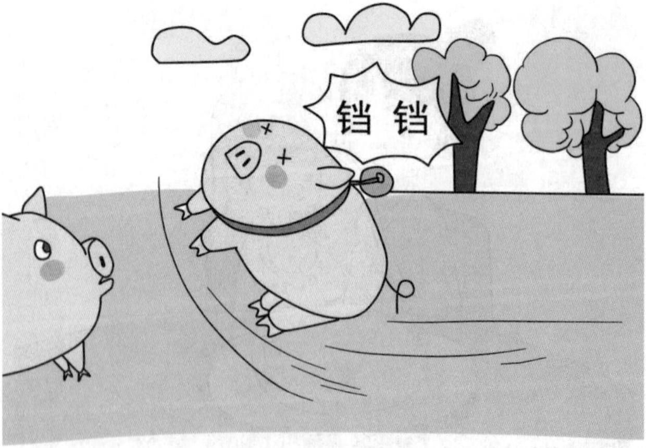

防己黄芪汤

组成	防己12g，黄芪15g，白术9g，甘草6g，大枣1枚，生姜4片
功用	益气祛风，健脾利水
主治	表虚之风水或风湿
方歌	金匮防己黄芪汤，白术甘草枣生姜； 益气祛风又行水，表虚风水风湿康
趣记	我的房子在赣江用来养大白猪，我意气风发地在丽水捡瓶子
注解	房子——防己黄芪汤——防己、黄芪 赣江、大白猪——甘草、生姜、大枣、白术 意气风发——益气祛风 在丽水捡瓶子——健脾利水

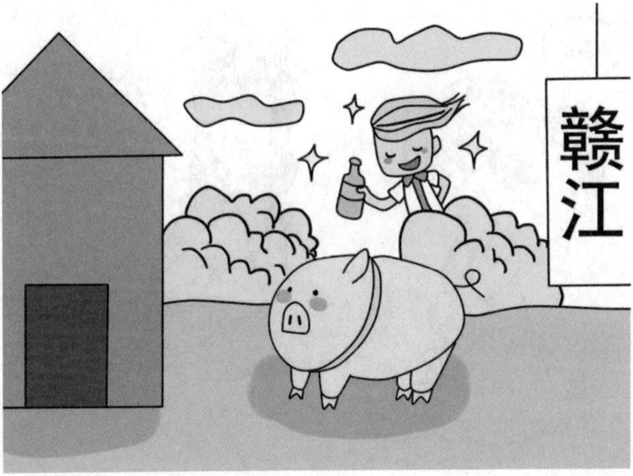

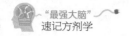

五皮散

组成	陈皮、茯苓皮、生姜皮、桑白皮、大腹皮各9g
功用	利水消肿，理气健脾
主治	水停气滞之皮水证
方歌	五皮散用五般皮，陈茯姜桑大腹奇； 或以五加易桑白，脾虚肤胀此方施
趣记	陈大夫手抓五块皮，帮助皇上坐稳了江山，皇上要赏她丽水的小盅、利器和皮衣
注解	陈大夫——陈皮、大腹皮、茯苓皮 五块皮——五皮散 江山——生姜皮、桑白皮 丽水的小盅——利水消肿 利器和皮衣——理气健脾

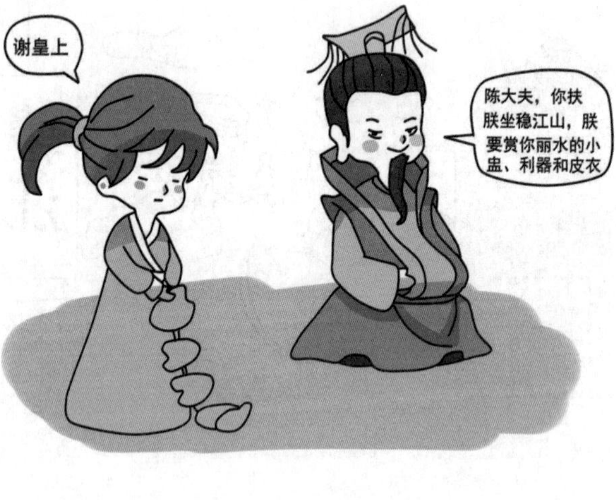

第四节 温化寒湿剂

苓桂术甘汤

组成	茯苓12g，桂枝、白术9g，甘草6g
功用	温阳化饮，健脾利水
主治	中阳不足之痰饮
方歌	苓桂术甘化饮剂，温阳化饮又健脾； 饮邪上逆胸胁满，水饮下行悸眩去
趣记	方剂名即包含了所有药物

甘草干姜茯苓白术汤

组成	甘草、白术各6g，干姜、茯苓各12g
功用	祛寒除湿
主治	肾著病
方歌	肾著汤内用干姜，茯苓甘草白术襄； 伤湿身重与腰冷，亦名甘姜苓术汤
趣记	方剂名即包含了所有药物

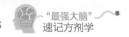

真武汤

组成	茯苓、白芍、附子、生姜各9g，白术6g
功用	温阳利水
主治	阳虚水泛证
方歌	真武汤壮肾中阳，茯苓术芍附生姜； 少阴腹痛有水气，悸眩瞤惕保安康
趣记	珠江少妇很灵活，她真的会武功，正在丽江温养修行
注解	珠江少妇很灵活——白术、生姜、白芍、附子、茯苓 真的会武功——真武汤 正在丽江温养修行——温阳利水

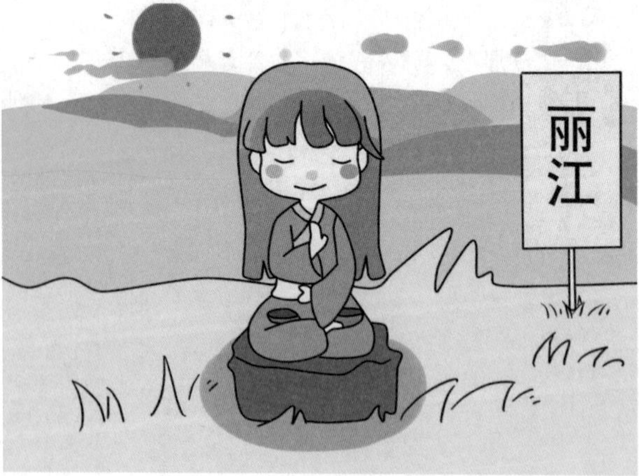

实脾散

组成	厚朴、白术、木瓜、木香、草果、槟榔、附子、白茯苓、干姜各30g，炙甘草15g，生姜5片，大枣1枚
功用	温阳健脾，行气利水
主治	脾肾阳虚，水气内停之阴水
方歌	实脾苓术与木瓜，甘草木香大腹加； 草果姜附兼厚朴，虚寒阴水效堪夸
趣记	我吃了十批炒姜枣和香干，后果是一对父子投来异样目光，好像我是披着羊皮的狼，一穷二白还喝着汽水
注解	十批——实脾散 炒姜枣和香干——炙甘草、生姜、大枣、木香、干姜 后果是一对父子投来异样目光——厚朴、草果、槟榔（大腹子）、附子、木瓜 披着羊皮的狼——温阳健脾 一穷二白——白术、白茯苓 喝着汽水——行气利水

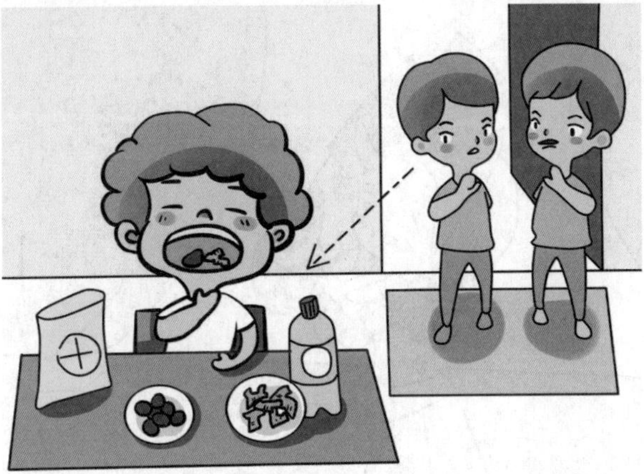

第五节 祛湿化浊剂

萆薢分清饮

组成	萆解、石菖蒲、乌药、益智仁各9g
功用	温肾利湿，分清化浊
主治	下焦虚寒之膏淋，白浊
方歌	萆薢分清石菖蒲，萆薢乌药益智俱； 或益茯苓盐煎服，通心固肾浊精驱
趣记	巫妖一直拿着脸谱唱歌，却流了鼻血，这是因为她文身，历史不清
注解	巫妖一直拿着脸谱唱歌——乌药、益智仁、石菖蒲 鼻血——萆薢——萆薢分清饮 文身、历史——温肾利湿 不清——分清化浊

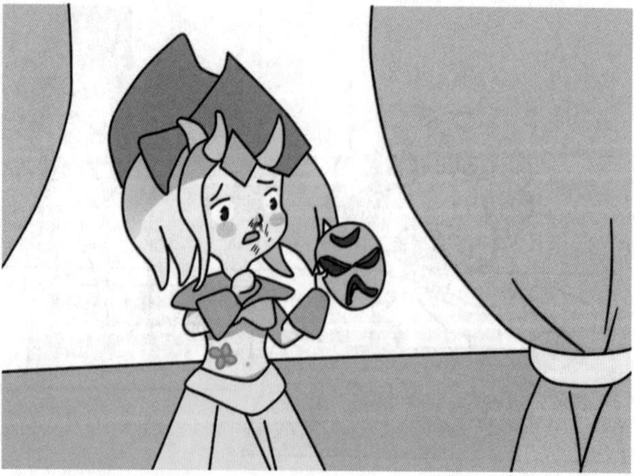

完带汤

组成	白术、山药各30g，人参6g，陈皮、柴胡、黑芥穗各2g，甘草3g，白芍15g，苍术、车前子各9g
功用	补脾疏肝，化湿止带
主治	脾虚肝郁，湿浊下注之带下证
方歌	完带汤中用白术，山药人参白芍辅； 苍术车前黑芥穗，陈皮甘草与柴胡
趣记	快完蛋的二主人沉睡后用干柴、树干煅烧化石，制成闪耀的勺子，并用纸袋包装好
注解	完蛋——完带汤 二主人沉睡后用干柴——白术、苍术、人参、陈皮、黑芥穗、甘草、柴胡 树干——补脾疏肝 化石、纸袋——化湿止带 闪耀的勺子——山药、白芍、车前子

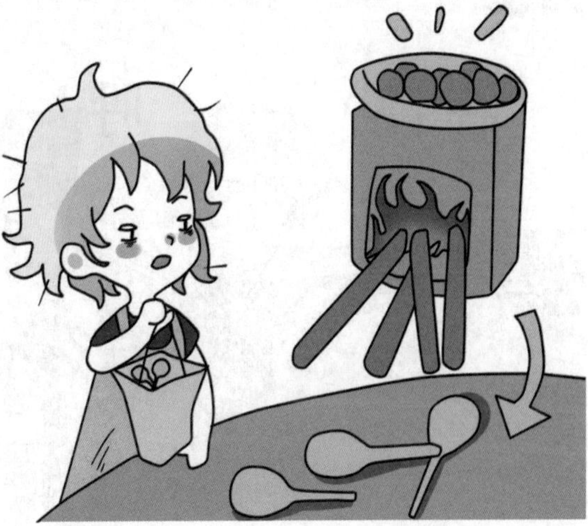

第六节 祛风胜湿剂

羌活胜湿汤

组成	羌活、独活各6g，藁本、防风、炙甘草各3g，蔓荆子2g，川芎1.5g
功用	祛风胜湿止痛
主治	风湿犯表之痹证
方歌	羌活胜湿羌独芎，甘草藁本与防风； 湿气在表头腰重，发汗升阳有奇功
趣记	枪火中声音嘶哑的队长仍指挥大家强渡长满藁草的河，还要防止熊的袭击
注解	枪火——羌活胜湿汤 声音嘶哑——祛风胜湿止痛 强渡长满藁草的河——羌活、独活、蔓荆子、藁本、炙甘草 防止熊的袭击——防风、川芎

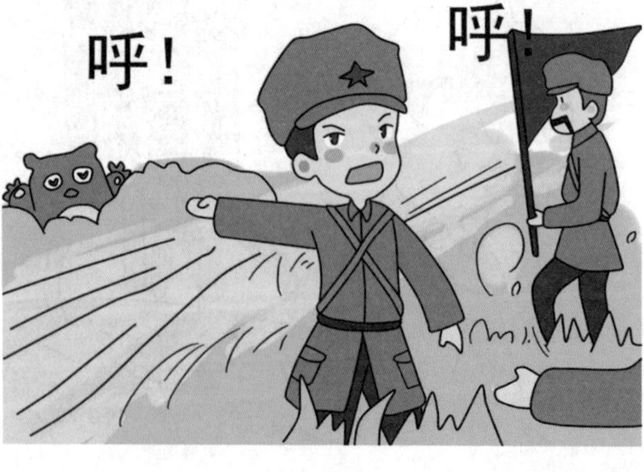

独活寄生汤

组成	独活9g，桑寄生、杜仲、牛膝、细辛、秦艽、茯苓、肉桂、防风、川芎、人参、甘草、当归、芍药、生地黄各6g
功用	祛风湿，止痹痛，益肝肾，补气血
主治	痹症日久，肝肾两虚，气血不足
方歌	独活寄生艽防辛，芎归地芍桂茯均； 杜仲牛膝人参草，冷风顽痹屈能伸
趣记	独自生活的寄生虫有位情人，她有风湿痹痛、气血肝肾不足的表现，于是寄生虫穿着西服，把他重要的肉干分享给情人。他们归来生下两兄弟并细心地照顾他们
注解	独自生活的寄生虫——独活寄生汤——独活、桑寄生 风湿痹痛、气血肝肾不足——祛风湿，止痹痛，益肝肾，补气血 西服——牛膝、茯苓 把他重要的肉干分享给情人——杜仲、芍药、肉桂、甘草、防风、秦艽、人参 归来生下两兄弟——当归、川芎、生地黄 细心——细辛

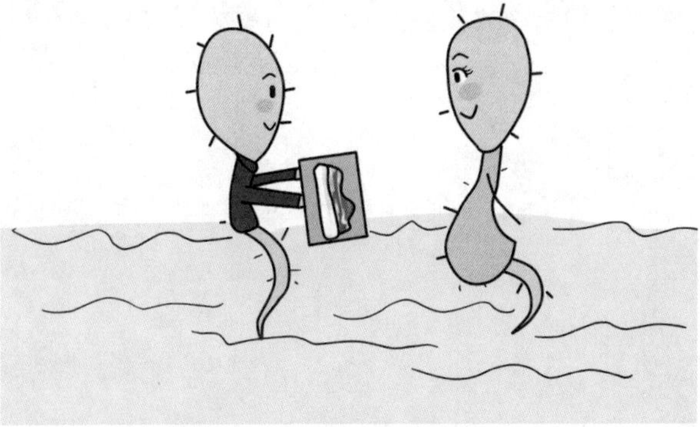

第十七章 祛痰剂

- 祛痰剂
  - 燥湿化痰剂
    - 二陈汤
    - 茯苓丸
    - 温胆汤
  - 清热化痰剂
    - 清气化痰丸
    - 小陷胸汤
    - 滚痰丸
  - 润湿化痰剂——贝母瓜蒌散
  - 温化寒痰剂
    - 苓甘五味姜辛汤
    - 三子养亲汤
  - 治风化痰剂
    - 半夏白术天麻汤
    - 定痫丸

第一节 燥湿化痰剂

二陈汤

组成	半夏、陈皮各15g，茯苓9g，甘草4.5g，生姜7片，乌梅1枚
功用	燥湿化痰，理气和中
主治	湿痰证
方歌	二陈汤用半夏陈，益以茯苓甘草成； 理气和中兼燥湿，一切痰饮此方珍
趣记	两位姓陈的园丁从地下拎着草皮出来，他们负责在花坛中找利器
注解	两位姓陈的园丁——二陈汤 从地下拎着草皮出来——半夏、茯苓、甘草、陈皮 在花坛中找利器——燥湿化痰，理气和中

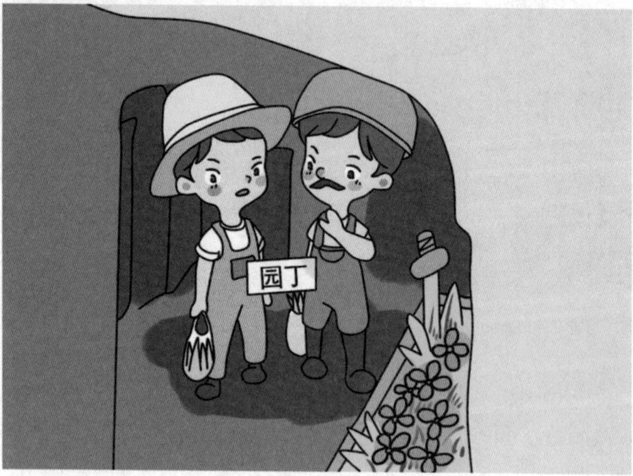

茯苓丸

组成	茯苓6g，半夏12g，玄明粉1g，枳壳3g，生姜3～5片
功用	燥湿行气，软坚化痰
主治	痰伏中脘，流注经络证
方歌	指迷茯苓丸半夏，风硝枳壳姜汤下； 中脘停痰肩臂痛，气行痰消痛自罢
趣记	半夏不会糊纸，很生气，邻居婆婆说湿气重时用软的糨糊才好
注解	半夏不会糊纸——半夏、枳壳 很生气——玄明粉、生姜 邻居——茯苓丸——茯苓 湿气——燥湿行气 软的糨糊——软坚化痰

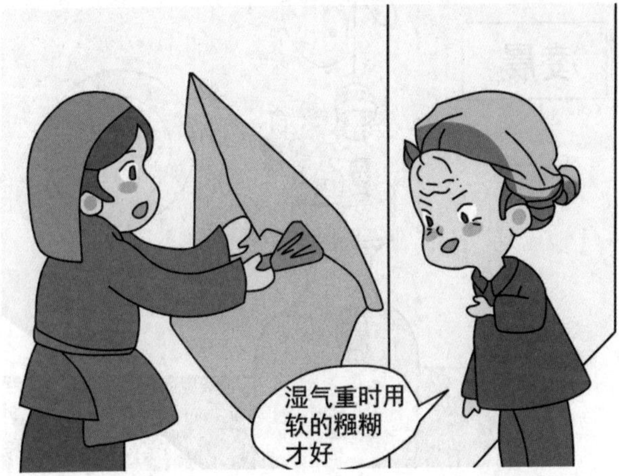

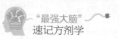

温胆汤

组成	茯苓4.5g，半夏、枳实、竹茹各6g，陈皮9g，甘草3g，生姜5片，大枣1枚
功用	理气化痰，清胆和胃
主治	胆胃不和，痰热内扰
方歌	温胆夏茹枳陈助，佐以茯草姜枣煮； 理气化痰利胆胃，胆郁痰扰诸证除
趣记	保温瓶的内胆到了下一个凌晨，就可以把炒好的姜枣和蜘蛛放进去，送到气化单位
注解	保温瓶的内胆——温胆汤 下一个凌晨——半夏、茯苓、陈皮 炒好的姜枣和蜘蛛——甘草、生姜、大枣、枳实、竹茹 气化单位——理气化痰，清胆和胃

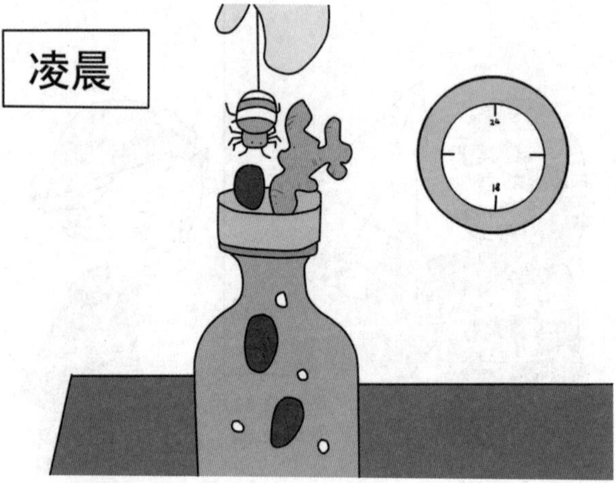

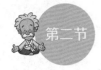

第二节 清热化痰剂

清气化痰丸

组成	胆南星、制半夏各9g，陈皮、杏仁、枳实、瓜蒌子、黄芩、茯苓各6g，生姜3片
功用	清热化痰，理气止咳
主治	痰热咳嗽
方歌	清气化痰胆星蒌，夏芩杏陈枳实投； 茯苓姜汁糊丸服，气顺火清热痰疗
趣记	亲戚以前去秦岭江边捡瓜皮都是兴致勃勃的，现在却吓破胆，要请我立刻去做伴
注解	亲戚——清气化痰丸 去秦岭江边捡瓜皮都是兴致勃勃的——黄芩、茯苓、生姜、瓜蒌子、陈皮、杏仁、枳实 吓破胆——制半夏、胆南星 请我立刻——清热化痰，理气止咳

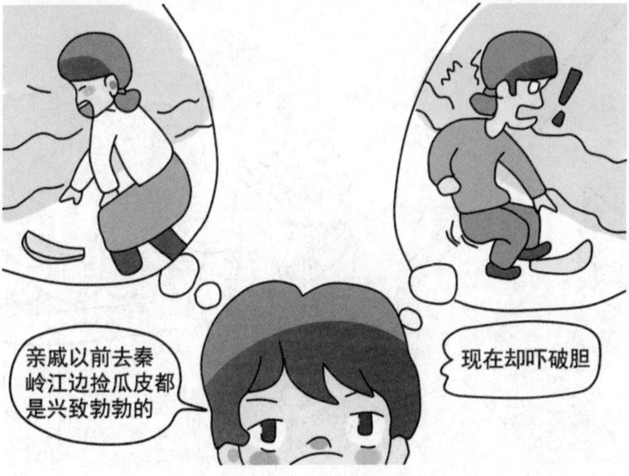
亲戚以前去秦岭江边捡瓜皮都是兴致勃勃的
现在却吓破胆

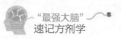

小陷胸汤

组成	黄连6g，半夏12g，瓜蒌20g
功用	清热化痰，宽胸散结
主治	痰热互结之小结胸证
方歌	小陷胸汤连夏蒌，宽胸散结涤痰优； 痰热内结痞满痛，苔黄脉滑此方求
趣记	小仙女连忙下楼去清理花坛附近散落的垃圾
注解	小仙女——小陷胸汤 连忙下楼——黄连、半夏、瓜蒌 清理花坛附近散落的垃圾——清热化痰，宽胸散结

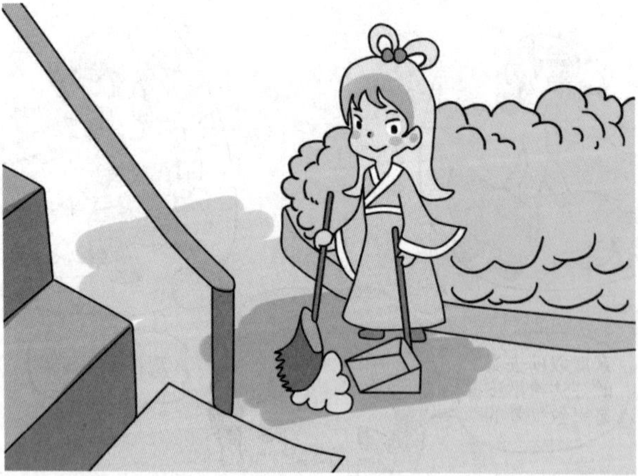

滚痰丸

组成	礞石3g，大黄、黄芩各24g，沉香2g
功用	泻火逐痰
主治	实热老痰证
方歌	滚痰丸用青礞石，大黄黄芩与沉香； 百病皆因痰作祟，顽痰怪证力能匡
趣记	凶猛的黄色禽兽沉入滚烫的火炭中
注解	凶猛的黄色禽兽沉入——礞石、大黄、黄芩、沉香 滚烫——滚痰丸 火炭——泻火逐痰

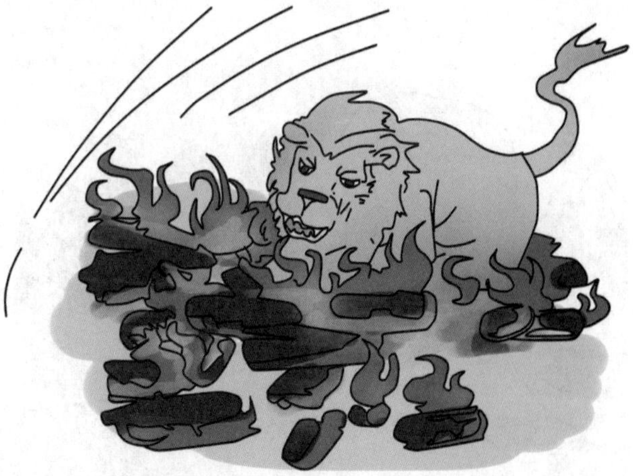

第三节 润湿化痰剂

贝母瓜蒌散

组成	贝母9g，瓜蒌6g，天花粉、橘红、桔梗、茯苓各5g
功用	润肺清热，理气化痰
主治	燥痰咳嗽
方歌	贝母瓜蒌天花粉，橘红茯苓加桔梗； 肺燥有痰难咳出，润肺化痰此方珍
趣记	小姑娘背着陈旧的锅站在分界岭上，清风吹走她身上的热气，她的喘咳减轻了
注解	背着、锅——贝母瓜蒌散——贝母、瓜蒌 陈旧、分界岭——橘红（陈皮）、天花粉、桔梗、茯苓 清风吹走、热气——润肺清热，理气化痰

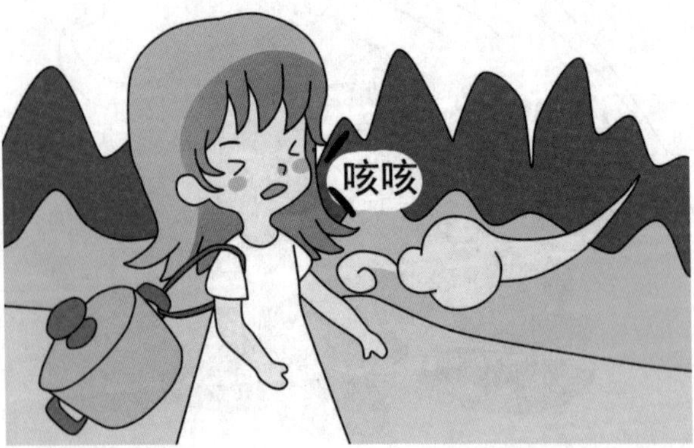

第四节 温化寒痰剂

苓甘五味姜辛汤

组成	茯苓12g，甘草、干姜各9g，细辛、五味子各5g
功用	温肺化饮
主治	寒饮咳嗽
方歌	苓甘五味姜辛汤，温肺化饮常用方； 半夏杏仁均可加，寒痰水饮咳嗽康
趣记	方剂名即方剂组成

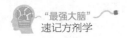

三子养亲汤

组成	白芥子、紫苏子、莱菔子各9g
功用	温肺化痰，降气消食
主治	痰壅气逆食滞证
方歌	三子养亲祛痰方，芥苏莱菔共煎汤； 大便实硬加熟蜜，冬寒更可加生姜
趣记	三个孩子在路边捡起小零食来吃以御寒，我邀请他们来借宿，并用煤炭给他们温暖
注解	三个孩子——三子养亲汤 捡起小零食——降气消食 来借宿——莱菔子、白芥子、紫苏子 用煤炭给他们温暖——温肺化痰

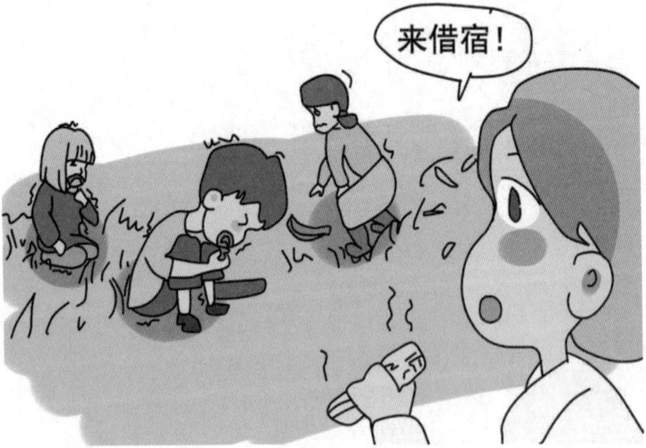

第五节 治风化痰剂

半夏白术天麻汤

组成	半夏9g，白术18g，天麻、茯苓、橘红各6g，甘草3g，大枣2枚，生姜1片
功用	化痰息风，健脾祛湿
主治	风痰上扰证
方歌	半夏白术天麻汤，苓草橘红枣生姜； 眩晕头痛风痰盛，痰化风息复正常
趣记	将军在花坛边下白马后，一手拎着陈皮，一手拎着大枣，走在草地上弄湿了裤脚
注解	将军——生姜 花坛——化痰息风 下白马——半夏白术天麻汤 拎着陈皮、大枣——茯苓、橘红（陈皮）、大枣 草地——甘草 弄湿了裤脚——健脾祛湿

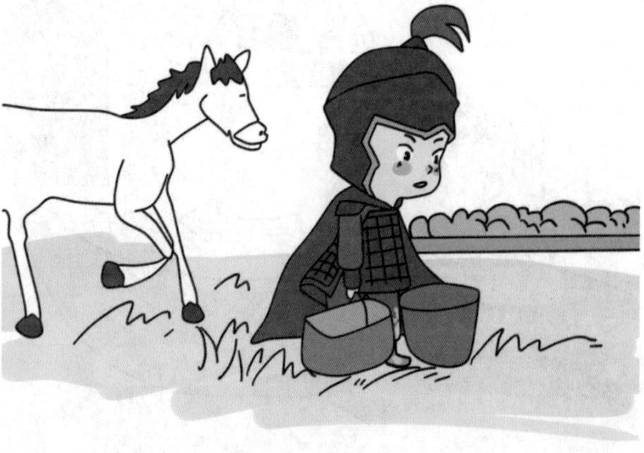

定痫丸

组成	天麻、川贝母、半夏、茯苓、茯神各30g，胆南星、石菖蒲、全蝎、僵蚕、琥珀各15g，陈皮、远志各20g，丹参、麦冬各60g，朱砂9g，甘草120g，竹沥100毫升，姜汁50毫升
功用	涤痰息风，清热定痫
主治	痰热痫证
方歌	定痫二茯贝天麻，丹麦陈蒲远半夏； 胆星全蝎蚕琥珀，竹沥姜汁草朱砂
趣记	夏天，单身的主将和清闲的弟媳一起骑马远赴南川江，带一张虎皮卖给草铺的朱全
注解	夏天——半夏 单身的主将——丹参、茯神、竹沥、姜汁 清闲的弟媳——定痫丸——涤痰息风，清热定痫 骑马远赴南川江——天麻、远志、茯苓、胆南星、川贝母、僵蚕 带一张虎皮卖给草铺的朱全——琥珀、陈皮、麦冬、甘草、石菖蒲、朱砂、全蝎

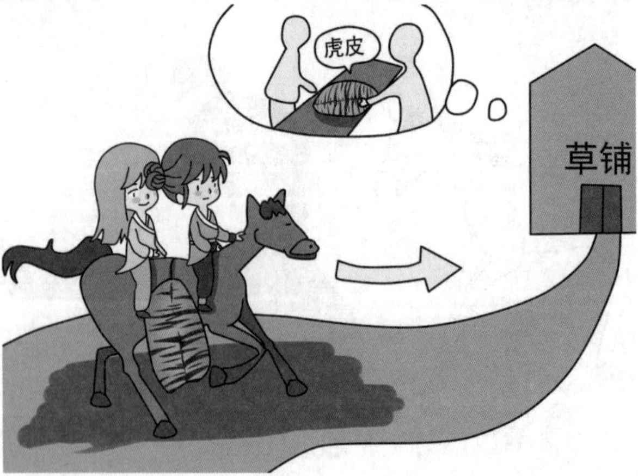

第十八章 消食剂

- 消食剂
  - 消食化滞剂
    - 保和丸
    - 枳实导滞丸
    - 木香槟榔丸
  - 健脾消食剂
    - 健脾丸
    - 肥儿丸

第一节 消食化滞剂

保和丸

组成	神曲6g，山楂18g，茯苓、半夏各9g，陈皮、连翘、莱菔子各3g
功用	消食化滞，理气和胃
主治	食积证
方歌	保和神曲与山楂，苓夏陈翘菔子加； 炊饼为丸白汤下，消食和胃效堪夸
趣记	拥有宝盒的神父带着小侄子下山后，用力气敲了沉沉的铃铛
注解	宝盒——保和丸 神父、下山——神曲、莱菔子、半夏、山楂 敲了沉沉的铃铛——连翘、陈皮、茯苓 小侄子——消食化滞 力气——理气和胃

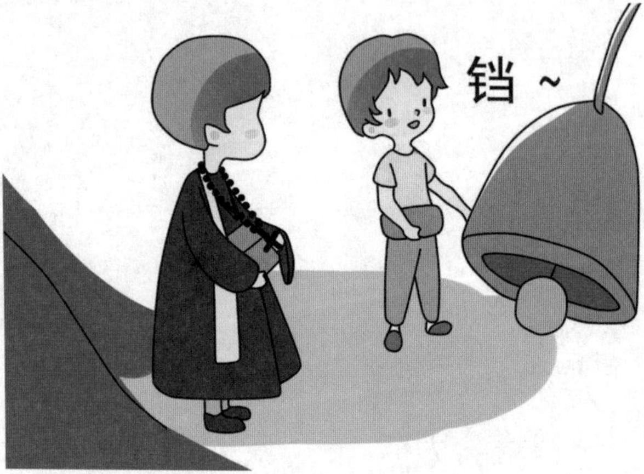

枳实导滞丸

组成	大黄、枳实、神曲各9g，茯苓、黄芩、黄连、白术、泽泻各6g
功用	消食导滞，清热祛湿
主治	湿热食积证
方歌	枳实导滞首大黄，芩连曲术茯苓襄； 泽泻蒸饼糊丸服，湿热积滞力能攘
趣记	小狮子导致神灵宰杀了三只小黄猪，导致这种后果让它失去了热情
注解	小狮子导致——枳实导滞丸——枳实 神灵宰杀了三只小黄猪——神曲、茯苓、泽泻、大黄、黄芩、黄连、白术 导致这种后果让它失去了热情——消食导滞，清热祛湿

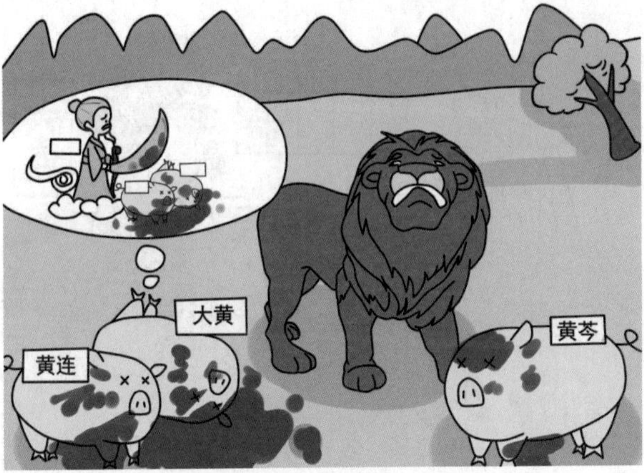

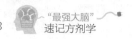

木香槟榔丸

组成	木香、槟榔、青皮、陈皮、莪术、黄连各3g，黄柏、大黄各6g，香附、牵牛子各10g
功用	行气导滞，攻积泄热
主治	痢疾，食积
方歌	木香槟榔青陈皮，黄柏黄连莪术齐； 大黄黑丑兼香附，泻痢后重热滞宜
趣记	驸马和公主一手拿着香槟，一手牵牛在大连成亲，拜过天地，两人定好了每个星期共计七天的值日安排
注解	驸马和公主——香附、莪术 香槟——木香槟榔丸——木香、槟榔 一手牵牛在大连成亲——牵牛子、大黄、黄连、陈皮、青皮 拜——黄柏 星期——行气导滞 共计——攻积泄热

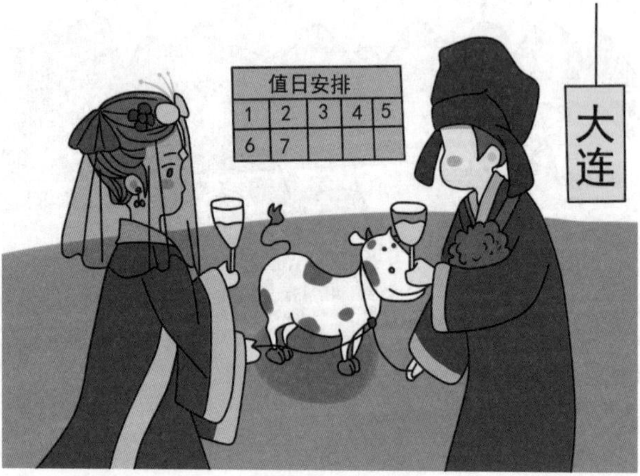

第二节 健脾消食剂

健脾丸

组成	人参9g，白术15g，白茯苓10g，木香、黄连、甘草、陈皮、肉豆蔻、砂仁、山楂、山药、神曲、麦芽各6g
功用	健脾和胃，消食止泻
主治	脾虚食积证
方歌	健脾参术苓草陈，肉蔻香连合砂仁； 楂肉山药曲麦炒，消补兼施此方寻
趣记	我捡完啤酒瓶在森林里煮草渣，要买个木箱去装肉，但那种木箱太沉，连三个人都抬不起来，只能斜着推过去
注解	捡完啤酒瓶——健脾丸——健脾和胃 在森林里煮草渣——人参、白茯苓、白术、甘草、山楂 要买个木箱去装肉——山药、麦芽、木香、神曲、肉豆蔻 沉——陈皮 连三个人——黄连、砂仁 只能斜着推过去——消食止泻

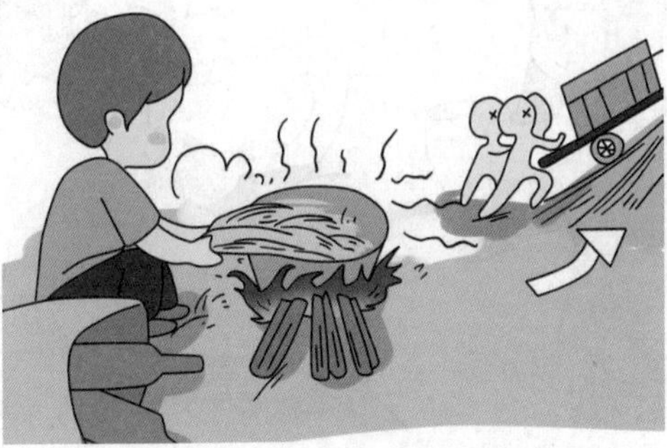

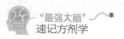

肥儿丸

组成	神曲、黄连、槟榔各9g，肉豆蔻、使君子、麦芽各6g，木香3g，鲜猪胆汁适量
功用	杀虫消积，清热健脾
主治	小儿疳积
方歌	肥儿丸内用使君，豆蔻香连曲麦槟； 猪胆为丸热水下，虫疳食积一扫清
趣记	一个肥胖的人卖猪肉赚了钱就让黄君去换取香槟，共同庆祝他们的小鸡会杀虫子了，天气热，这些小鸡要尽快批发出去
注解	一个肥胖的人——肥儿丸 卖猪肉——麦芽、鲜猪胆汁、肉豆蔻 黄君去换取香槟——黄连、使君子、神曲、木香、槟榔 小鸡会杀虫、天气热、批发——杀虫消积，清热健脾

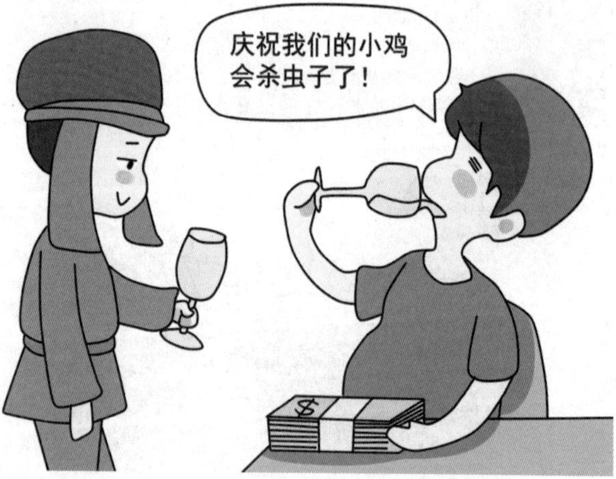
庆祝我们的小鸡
会杀虫子了！

第十九章
驱虫剂

驱虫剂
- 乌梅丸
- 化虫丸

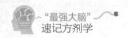

乌梅丸

组成	乌梅30g，干姜、黄连各9g，细辛3g，炮附子、桂枝、黄柏、当归、人参各6g，蜀椒5g
功用	温脏安蛔
主治	蛔厥证
方歌	乌梅丸用细辛桂，黄连黄柏及当归； 人参附子椒姜继，温脏安蛔寒厥剂
趣记	某地新闻联播主持人吴梅细心报道，在安徽有江湖鬼神蛊惑大众说跪着树胶能长生不老
注解	某地新闻联播、细心报道——黄连、黄柏、细辛 吴梅——乌梅丸——乌梅 安徽——温脏安蛔 江湖鬼神蛊惑大众说跪着树胶——干姜、炮附子、当归、人参、桂枝、蜀椒

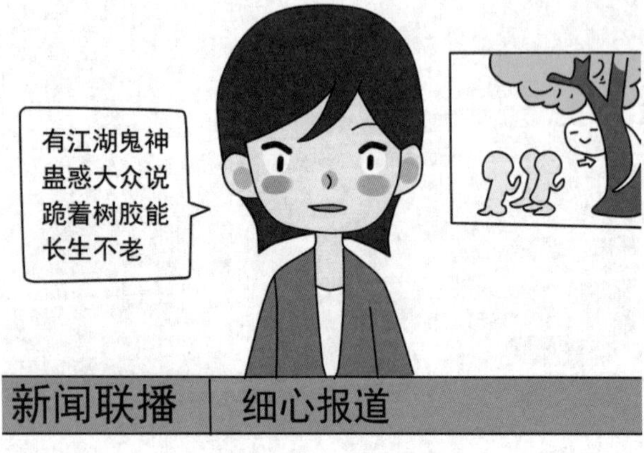

有江湖鬼神蛊惑大众说跪着树胶能长生不老
新闻联播
细心报道

化虫丸

组成	胡粉、鹤虱、槟榔、苦楝根各15g，白矾3g
功用	杀肠中诸虫
主治	肠中诸虫
方歌	化虫丸中用胡粉，鹤虱槟榔苦楝根； 少加枯矾面糊丸，专治虫病未虚人
趣记	本来住在花丛中的白胡子郎中暗恋白鹤，所以决定以后常年住在竹林中
注解	花丛——化虫丸 白胡子郎中暗恋白鹤——白矾、胡粉、槟榔、苦楝根、鹤虱 常年住在竹林中——杀肠中诸虫

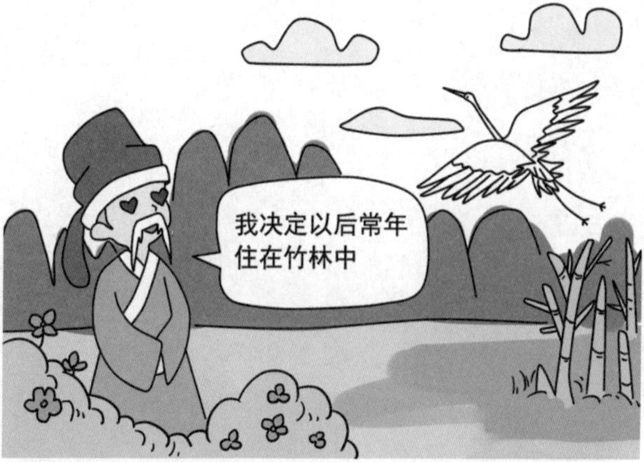

第二十章
涌吐剂

涌吐剂——瓜蒂散

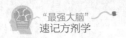

瓜蒂散

组成	瓜蒂、赤小豆各3g，淡豆豉9g
功用	涌吐痰涎宿食
主治	痰涎、宿食壅滞胸脘证
方歌	瓜蒂散中赤小豆，豆豉汁调酸苦凑； 逐邪涌吐功最捷，胸脘痰食服之瘳
趣记	小朋友跑到瓜地里去想吃小豆，下雨了，混着泥土的水弹湿了他们的衣服
注解	瓜地——瓜蒂散——瓜蒂 想吃小豆——淡豆豉、赤小豆 泥土、弹湿——涌吐痰涎宿食

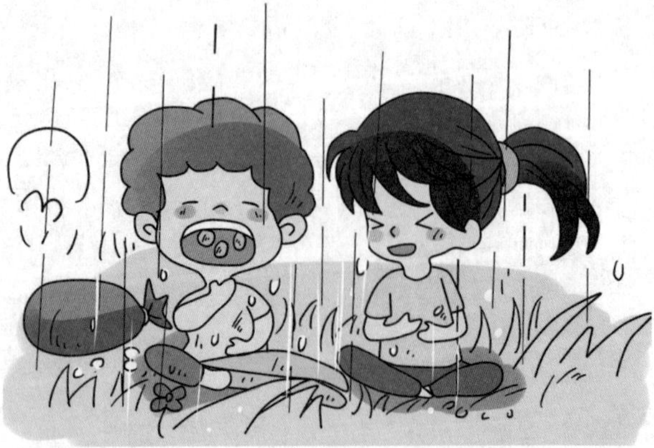